# TRANSTORNOS MENTAIS E REMÉDIOS ESPIRITUAIS

## VOLUME 2

CB036199

Rafael Papa

*PELO ESPÍRITO*
Hammed

# TRANSTORNOS MENTAIS
# E REMÉDIOS ESPIRITUAIS

VOLUME
2

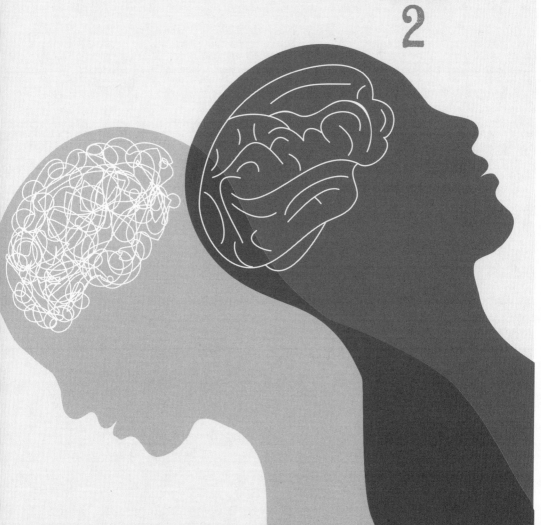

*Químicos, físicos, geômetras e matemáticos, erguidos à condição de investigadores da verdade, são hoje, sem o desejarem, sacerdotes do Espírito, porque, como consequência, de seus porfiados estudos, o materialismo e o ateísmo serão compelidos a desaparecer, por falta de matéria, a base que lhes assegurava as especulações negativistas.*

*Os laboratórios são templos em que a inteligência é concitada ao serviço de Deus, e, ainda mesmo quando a cerebração se perverte, transitoriamente subornada pela hegemonia política, geradora de guerras, o progresso da ciência, como conquista divina, permanece na exaltação do bem, rumo a glorioso porvir. O futuro pertence ao Espírito!*

(André Luiz, Nos domínios da mediunidade).

## Sobre o Volume 1

Como este livro é a continuação de Transtornos Mentais e Remédios Espirituais, julgamos importante traçar um breve panorama do conteúdo inicial para situar o leitor que está tomando contato com a obra neste segundo volume.

No prefácio, endossamos o trabalho primoroso do Espírito Hammed, do médium Rafael Papa e de toda a equipe dos Planos Material e Espiritual na elucidação da problemática em torno dos transtornos mentais e da proposta de entrelaçamento das medicinas terrena e espiritual em prol da saúde mental da humanidade.

Para quem não teve oportunidade de ler o volume 1, é importante saber que ao iniciar seu trabalho de orientação sobre os aspectos terrenos e espirituais dos transtornos, o Espírito Hammed corrobora o que a Espiritualidade já trouxera na Codificação, por meio de Kardec ou nas obras de

Espíritos benfeitores como Joanna de Ângelis em sua série psicológica.

E que pesquisadores de saúde do mundo todo têm percebido, embora nem sempre estejam a par da realidade do trinômio corpo, períspirito e espírito. Ambos têm alertado sobre a expressiva eclosão de transtornos mentais nestas primeiras décadas do século XXI, ainda situadas na fase de transição planetária.

No campo das ciências da saúde, as mais diversas hipóteses são elaboradas sobre as causas e soluções variadas são propostas para lidar com o problema. A diferença é que alguns desses pesquisadores têm a norteá-los o conhecimento das Leis Morais, da realidade espiritual dos seres, da certeza da reencarnação e da trajetória evolutiva dos mundos bem como dos movimentos inerentes a cada etapa dessa evolução.

Cada indivíduo na Terra percorre seu próprio caminho, existência após existência, milênio após milênio até que chegue à perfeição, à condição de espírito puro. Suas condições de vida em cada uma das etapas são definidas por suas ações e reações boas ou más aos acontecimentos e aos seres, à expressão de suas emoções e grau de compreensão dos mecanismos das Leis Morais ou Divinas.

Essas Leis regem o Universo desde todo o sempre, mas, somente no século XIX com o advento do Espiritismo começaram a ser compreendidas, dentre outros conhecimentos acerca da dimensão espiritual da vida e sua influência sobre todos os aspectos da vida material trazidos a lume pela Codificação das Obras Básicas.

Elas foram classificadas por Kardec em *O Livro dos Espíritos*, de acordo com as orientações dos Espíritos em: Lei Divina ou Natural; Adoração; Trabalho; Reprodução; Conservação; Destruição; Sociedade; Progresso; Igualdade; Liberdade; Justiça, Amor e Caridade. São elas os instrumentos de que todos dispõem para o autoconhecimento e para vencer as imperfeições morais que ainda trazemos as quais estão na raiz de todos os males que nos acometem.

Os transtornos mentais se originam, portanto, não só de elementos genéticos, ambientais e outros inerentes à atual vida, mas no pretérito dos espíritos envolvidos nessas ocorrências.

Hammed deixa claro que a Espiritualidade apresenta uma nova proposta para o tratamento e cura dos pacientes por meio da união de esforços entre vários agentes: médicos terrenos e médicos espirituais; psicólogos e outros profissionais de saúde; médiuns, em várias categorias, especialmente os da mediunidade de cura; familiares; e o próprio paciente, quando sua lucidez o permite. Um trabalho integrado, responsável.

Ele alerta que ninguém deve abandonar medicamentos e terapias indicados por seus respectivos médicos para submeter-se somente ao tratamento na Casa Espírita.

Assim como Jesus não veio derrogar as Leis, a medicina espiritual não veio substituir a terrena, mas somar esforços, apresentar perspectivas que contemplem o homem integral, corpo e espírito ligados pelo perispírito, sede das emoções que se traduzem em pensamentos e ações do indivíduo.

Naquele primeiro volume, neste, e nas futuras ações deste projeto, os profissionais de saúde são convidados a reverem seus conceitos e procedimentos para incluírem a dimensão espiritual nos tratamentos e para que o acolhimento fraternal aos que sofrem, a escuta amorosa, seja a primeira terapia no cotidiano de consultórios, clínicas, hospitais e assim por diante.

A família apresenta-se como ponto fundamental de apoio nesse esforço, portanto é saudável que também seus membros adquiram conhecimentos que os ajudem a lidar com seu paciente e com todas as alterações que seu estado traz à convivência familiar e social.

Encontrarão, dessa forma, meios para administrar seus próprios sentimentos em relação ao fato, abrir-se à possibilidade de cura para as próprias angústias. Estamos todos no caminho evolutivo e nenhum de nós está imune aos desafios que ele nos propicia.

Hammed reforça a necessidade de especial atenção ao paciente e à família, respaldada nos ensinamentos de Jesus, nas Leis Espirituais codificadas por Kardec, nas orientações de Espíritos voltados para a cura dessas mazelas a exemplo de Joanna de Ângelis, André Luiz, Emmanuel, para citar alguns.

Naquele livro foram detalhadas as respectivas psicogêneses psiquiátrica e espiritual dos mais recorrentes transtornos mentais, a saber: transtorno depressivo maior; ansiedade generalizada; afetivo bipolar; personalidade narcisista; bordeline; pânico; esquizofrenia; espectro autista; TDAH – déficit de atenção e hiperatividade.

Os remédios espirituais apresentados na ocasião são eficazes não só para a profilaxia daqueles transtornos, mas para os abordados neste volume 2 e até para outras patologias da alma que ainda não foram contempladas pela obra de Hammed, reservadas que estão, como assegurado pelo próprio Espírito, para futuras abordagens.

Dentre os citados remédios, todos importantes para a cura do ser, destacam-se alguns: autoconhecimento; administração do estresse; autoamor; atitudes perante os vícios, o perdão, o materialismo, o corpo físico; musicoterapia; cirurgias espirituais; e outros. Sugerimos ao leitor conhecê-los.

O médium Rafael Papa detalha a proposta espiritual ao relatar o processo de recebimento da obra. Traz, ainda, depoimentos emocionantes sobre a superação de suas próprias dificuldades emocionais; e, na qualidade de psicólogo relata casos de alguns pacientes submetidos ao tratamento híbrido – medicina e psicologia terrena (realizado em consultórios especializados) e medicina espiritual levada a efeito pela equipe mediúnica de cura espiritual da Fraternidade Espírita João Batista, no Rio de Janeiro.

Os casos reais abrangeram as histórias de superação de pacientes portadores de um ou mais transtornos: psicose e bipolaridade; bordeline; esquizofrenia; TDAH e depressão maior; síndrome do pânico.

A mensagem do livro, portanto, em poucas palavras é que o Espiritismo propõe o amparo emocional mediante a fé raciocinada que aponta caminhos mais felizes de evolução espiritual a todos. Um convite a refletir, mas, sobretudo, agir.

Um *spoiler*: alguns conceitos são abordados tanto no primeiro quanto no segundo volume, não por mero descuido, mas porque apresentam nuances novas importantes à compreensão do conteúdo exposto.

O primeiro volume de *Transtornos Mentais e Remédios Espirituais* teve uma excepcional receptividade dos leitores extrapolando as expectativas de todos os envolvidos em sua produção, exceto, talvez, aos Espíritos.

Já nos primeiros dias de lançamento, no início de 2024, esgotou-se a primeira edição, sinalizando o grande interesse que a temática da saúde mental à luz do Espiritismo desperta atualmente e, de certa forma, confirmando o que a Espiritualidade nos coloca nas páginas dos dois volumes.

Que os ensinamentos aqui grafados, pautados não só no conhecimento terreno, mas, e principalmente, nas orientações de Jesus e da Espiritualidade Maior possam alcançar os corações sedentos de alívio para suas dores ou de entes queridos. Atendamos assim ao convite do Mestre Jesus: "Vinde a mim todas vós que estais cansados e oprimidos, e eu vos aliviarei" (Mateus 11: 28).

Ivana Raisky

Palestrante espírita. Ex-Presidente e atual Diretora de Gestão Editorial da Federação Espírita do Estado de Goiás (FEEGO). Trabalhadora da Irradiação Espírita Cristã, do Centro Espírita Lar de Jesus, e do Instituto Goiano de Estudos Espíritas (IGESE). Coordenadora de Comunicação Social da REVIVAS – Rede Escolha Viver.

# Sumário

**PARTE 1 - TRANSTORNOS MENTAIS**..................................................17
  **Apresentação** ...............................................................................19
  01 RAÍZES DOS TRANSTORNOS ESPIRITUAIS....................................31
  02 A MANIFESTAÇÃO DOS TRANSTORNOS MENTAIS .......................39
  03 PSICOPATIA ................................................................................47
  04 DEPRESSÃO PÓS-PARTO ............................................................53
  05 TRANSTORNOS FÓBICOS ............................................................59
  06 *BURNOUT*..................................................................................65
  07 TRANSTORNO HISTRIÔNICO DE PERSONALIDADE.....................73
  08 TRANSTORNO OPOSITOR DESAFIADOR .....................................77
  09 TRANSTORNO OBSESSIVO-COMPULSIVO...................................81
  10 PSICOSE .....................................................................................87
  11 TRANSTORNO DE DISSOCIAÇÃO DE PERSONALIDADE ..............93

  **PARTE 2 - REMÉDIOS ESPIRITUAIS** ..................................................97
  12 EXPRESSÃO DOS SENTIMENTOS ................................................99
  13 TER IDENTIDADE.......................................................................103
  14 NOVO OLHAR SOBRE A RAIVA ..................................................107
  15 ADMINISTRAÇÃO DA CULPA .....................................................113

| | | |
|---|---|---|
| 16 | ADMINISTRAÇÃO DA TRISTEZA | 119 |
| 17 | ADMINISTRAÇÃO DO MEDO | 123 |
| 18 | FACILIDADES QUE COMPLICAM | 129 |
| 19 | VIDA E PROPÓSITO | 133 |
| 20 | FUGAS EMOCIONAIS | 137 |
| 21 | A ARTE DA CONVIVÊNCIA | 141 |
| 22 | DIANTE DE RELAÇÕES TÓXICAS | 145 |
| 23 | O PROCESSO PSIQUIÁTRICO | 149 |
| 24 | RELIGIÃO – PONTE PARA A ESPIRITUALIDADE | 153 |
| 25 | EVANGELHO E SAÚDE MENTAL | 157 |

**PARTE 3 - RELATOS DE CASOS REAIS ........... 161**

| | | |
|---|---|---|
| 26 | TRANSTORNO FÓBICO | 163 |
| 27 | TRANSTORNO OPOSITOR DESAFIADOR | 167 |
| 28 | PSICOSE | 171 |
| 29 | TRANSTORNO OBSESSIVO COMPULSIVO (TOC) | 173 |
| 30 | BURNOUT | 177 |

# PARTE 1
# TRANSTORNOS MENTAIS

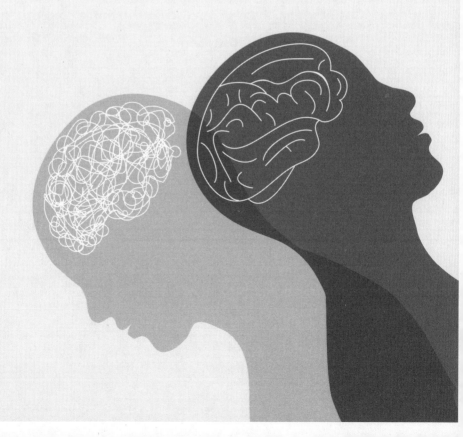

# Apresentação

*"Quando os ouvidos do discípulo estão preparados para ouvir, então vêm os lábios para enchê-los de sabedoria."*
(O Caibalion)

Esta frase que procede de preceitos herméticos do mundo antigo ressoou em minha alma em toda dinâmica de psicografar o livro *Transtornos Mentais e Remédios Espirituais – volume 1*. Ainda bastante desacostumado ao processo de psicografia do Espírito Hammed percebi que precisava estar preparado para aprender a cada dia como educar a mediunidade para ser uma antena psíquica que possa propiciar textos mais consoantes com o pensamento do Espírito.

A fase de crer ou não na proposta espiritual de escrever livros sobre saúde mental sob o prisma biopsicossocial e espiritual já havia passado. Ao terminar o Volume 1 senti-me bastante ansioso em relação à receptividade dos leitores da obra. Mas, logo aquela ansiedade deu lugar à outra: o Espírito Hammed gostaria de iniciar o volume 2 e explicou-me que são muitos transtornos e não teríamos como esgotar o assunto em apenas uma obra.

Não se tratava apenas de escrever outro volume, mas acompanhar casos clínicos de pessoas com algum tipo de transtorno mental e como as intervenções espirituais atuariam nelas, que resultados trariam. E fez mais outro pedido: que eu me aproximasse de pessoas da ciência para apresentar os resultados de minhas observações.

Depois de alguns dias bastante angustiosos dei-me conta que o Hammed não gostaria apenas de uma obra, mas de uma proposição mais científica das intervenções espirituais em pacientes acometidos por transtornos mentais.

A obra teria que acontecer enquanto a rotina se desenrolava – atender pacientes, viajar para compromissos de divulgação do volume 1, cumprir compromissos doutrinários e mediúnicos, organizar um congresso para duas mil pessoas aproximadamente, trabalhar na UFJF e assim por diante.

Fiquei bastante ansioso. Sou portador de Transtorno de Déficit de Atenção e Hiperatividade (TDAH) e não sabia como harmonizar tantos objetivos uma vez que tenho dificuldade de concentração para executar tarefas rotineiras. Foi nesse momento que o Espírito Hammed trouxe-me uma solução: buscar um grupo mediúnico sério nos locais de viagens para que eu conseguisse, além de interagir com as pessoas, psicografar o trabalho.

Mais da metade do volume 2, principalmente na parte das psicogêneses espirituais, foi psicografado em Juiz de Fora em conjunto com a médium Margarida Rodrigues, que instrui a minha capacidade mediúnica e me auxilia com sua experiência e seriedade nos trabalhos espirituais em que participa e desenvolve. Sou devedor desta amiga, pois esteve comigo nos bons e maus momentos em que psicografava esta obra.

E não se enganem aqueles que escrevem livros espíritas ou aspiram serem médiuns. A jornada pode ser bastante dolorosa. Os assédios espirituais buscam me desanimar de todas as formas que vocês possam imaginar (enquanto escrevo este parágrafo lágrimas percorrem meu rosto por tantas dificuldades que enfrentamos para que esta obra viesse a lume). E até quando cometi erros, a Margarida apenas cuidou de mim como se fosse um filho, fato que me emociona, o que traduz todo apreço e carinho que tenho por ela.

Às vezes na vida não queremos ouvir sermões, mas deitar em um colo acolhedor para debulhar nossas lágrimas a fim de voltar ao roteiro da existência. Isto não vale apenas para este livro, mas para todos aqueles que passam por alguma dificuldade emocional. Se meu conselho fosse algo muito importante solicitaria que as pessoas guardassem seus clichês e frases feitas diante de alguém que está passando por alguma ferida de ordem emocional. É preciso escutar, acolher e amar. Nenhuma palavra tem mais poder do que um olhar amoroso e acolhedor. Ou quando lágrimas sinceras jorram de nossos olhos e encontramos ombros amigos para ressignificar os conteúdos que compõem a vida de cada um de nós.

Outras pessoas ajudaram-me nesse processo psicográfico: Leonardo e Daniele Couto que me receberam com muito amor em sua residência, no bairro de Campo Grande. Muitas laudas dos remédios espirituais foram elaboradas na casa deles; Ivana Raisky e Elza Mendes que me receberam da melhor forma possível em Goiânia quando tivemos a oportunidade de receber muitas páginas; na casa de Luiz e Claudia Saegusa – os editores desta obra – pude registrar dois remédios espirituais que estão presentes neste volume; e por fim, registrar meu carinho a Karita Helen por ter me recebido no estado do Espírito Santo quando pudemos receber, após o seu lindíssimo Evangelho no Lar, alguns remédios espirituais para a construção de alicerces firmes para os conteúdos apresentados.

Outra grande surpresa foi conhecer o psiquiatra Roberto Nicola. Tivemos a oportunidade de um reencontro de almas afins para que os processos de espiritualidade ganhassem mais respaldo dentro do contexto dos tratamentos psiquiátricos. Roberto Fernandes Nicola é médico psiquiatra e psicoterapeuta, residente na cidade de Porto Alegre/RS. Atua na área da Psiquiatria Integrativa e Psiquiatria do Esporte. É delegado brasileiro da *International Society for Sports Psychiatry* e médico psiquiatra das divisões de base do Grêmio, um dos mais aclamados clubes de esporte brasileiro. Roberto, com toda sua experiência, foi o responsável por tecer a psicogênese psiquiátrica para que o Espírito Hammed pudesse detalhar a psicogênese espiritual dos transtornos mentais apresentados nessa obra.

Este livro reflete sobre o sentimento de humanidade que precisamos ter quando as pessoas estão sofrendo por suas lacunas emocionais. O Espírito Hammed diz-nos que: *o acolhimento é a joia rara do soerguimento emocional*. Eu gostaria que as pessoas fossem acolhidas em suas famílias como eu fui pela Margarida. O agrupamento familiar precisa cuidar daqueles que estão passando por algum tipo de transtorno mental. Estima-se que, em pouco tempo, teremos quatro bilhões de pessoas com algum tipo de transtorno mental. Um estudo global feito por pesquisadores da Universidade de Queensland, da Austrália, e de Harvard, nos Estados Unidos, descobriu que 50% da população desenvolverá um distúrbio de saúde mental durante a vida. O resultado foi publicado no periódico *The Lancet Psychiatry*.

Esse estudo avaliou que a maior parte das pessoas sofrerá com doses agudas de ansiedade, depressão, transtornos fóbicos e transtornos de pânico, tanto em homens quanto em mulheres. O estudo também afirma que cada vez mais cedo pessoas terão algum tipo de transtorno mental, o que acende um alerta em relação ao cuidado que devemos ter com as crianças e jovens, nesse aspecto. Reflita se esta pessoa pode ser você que está lendo essas páginas.

As pesquisas apontam que ninguém está imune e o mundo poderá sofrer um grande colapso mental que assolará as famílias. Por esse motivo, a família precisará ter mais conhecimento, estrutura emocional e até financeira, particular ou advinda dos programas governamentais de saúde, para lidar com os transtornos mentais. Os remédios não farão mais efeitos. Os transtornos mentais terão uma complexidade cada vez maior e especialistas terão bastante dificuldade para lidar com o contingente de pessoas que irão adoecer. Não se trata de um vaticínio alarmista, mas um prognóstico que oriente a humanidade na tratativa da questão.

É evidente que a ciência precisa de mais respostas sobre o adoecimento mental para conseguir gerir com competência as dificuldades que nos alcançarão. E a dimensão espiritual é a resposta que ainda não foi suficientemente incluída nas perspectivas de saúde mental. Não falo sobre os estudos contemporâneos sobre espiritualidade que são maravilhosos e nos trazem excelentes perspectivas para a saúde mental, mas a real inclusão da dimensão espiritual nos tratamentos oferecidos, o tão almejado entrelaçamento concreto entre ciência e espiritualidade. Neste particular, o Espiritismo apresenta-se com suas três vertentes – filosofia, ciência, religião – como o consolo das almas em momentos de grande angústia. A profilaxia da Doutrina dos Espíritos como a desobsessão, passes espirituais e cirurgias espirituais faz parte deste repertório para que ocorra o alívio da saúde mental das pessoas.

Para aqueles que nunca ouviram falar deste processo explicamos que a obsessão é a dinâmica em que um espírito desencarnado (que já deixou este mundo) exerce pensamentos deletérios sobre o outro encarnado (que ainda está vivo). E esta simbiose culmina em graves problemas de ordem psíquica; os passes espirituais são fluidos direcionados às pessoas para que possam harmonizar o perispírito, envoltório sutil de ligação entre o corpo e o espírito e que é a sede das emoções; e a cirurgia espiritual tem por objetivo revitalizar todo o perispírito para que possa ocorrer uma fluidez mais ampla de seus pensamentos e emoções.

Orientado pelo Espírito Hammed e também pelos Espíritos Frederick Von Stain (pela médium Daniele Couto) e Dr. Bartholomeu (pelo médium Leonardo Couto) fui encorajado a fazer observações sobre os impactos da desobsessão em pessoas com a saúde mental prejudicada.

A minha coleta de dados foi realizada na Fraternidade Espírita João Batista, no Bairro de Campo Grande, Rio de Janeiro. Os fundadores do Centro Espírita, Ernesto Pestana e Maria Pereira abriram generosamente esta janela de oportunidades para que estas observações viessem à tona.

De cem pessoas que pude acompanhar e catalogar com algum tipo de transtorno mental, noventa e sete apresentaram processos obsessivos gravíssimos. Pude acompanhar um por um, ao lado do Ernesto Pestana. Neste grupo evidenciavam-se influências de espíritos desencarnados em busca de alguma forma de vingança por delitos cometidos em vidas passadas.

E o mais interessante nestas observações foi constatar que todo o grupo apresentou significativos resultados no estado psíquico, na clareza de ideias, na facilidade maior de expressão dos seus sentimentos, na diminuição das medicações por parte de seus respectivos médicos, quadro compatível com a melhora da saúde mental.

Embora eu esteja ciente de que não seria possível a publicação de um artigo desta ordem no mundo acadêmico, confesso que gostaria que a desobsessão fizesse parte de todo tratamento psiquiátrico. Estará longe ou perto esse dia?

Um caso bastante interessante e que me chamou atenção foi de uma mulher que passava por problemas de claustrofobia. Apavorava-se ao entrar em elevadores, pois se sentia sufocada e com um medo irracional. Nenhuma medicação ou terapêutica havia conseguido resultado para a melhoria de seu quadro clínico. Ao adentrarmos na sala de desobsessão e observar o procedimento realizado pude perceber um espírito que se apresentou por uma médium do Centro Espírita sentindo-se sufocado, com as mãos na garganta e com vontade de gritar. Logo percebi que os mesmos sintomas aconteciam também na paciente.

Esse espírito foi recebido com muito amor pela equipe mediúnica e encaminhado para um hospital do Plano Espiritual para continuar a sua trajetória. O fato que mais me chamou atenção é que no dia seguinte a paciente estava conseguindo passar por túneis. Antes não conseguia. Estava mais disposta para os enfrentamentos da claustrofobia.

Para quem lê essa história é preciso deixar claro que o obsessor não é o causador da claustrofobia. Este transtorno fóbico apenas foi potencializado pelo espírito. A paisagem mental de angústia em lugares fechados aconteceu porque um gatilho emocional de outras vidas foi acionado.

Quando a paciente ficou presa no elevador há dois anos as lembranças de vidas pregressas vieram à tona a fim de serem tratadas. Eu a orientei a passar também pela cirurgia espiritual para que pudesse reajustar essas lembranças do passado. Além disso, indiquei um psiquiatra de minha confiança para que pudesse ser medicada ao passar pelo processo do transtorno fóbico. A paciente, além de medicada, recebeu instruções para alterar seu estilo de vida. Melhorou a alimentação, suplementou com algumas vitaminas para restabelecer alguns déficits orgânicos e regulou o aspecto do sono.

Ela também passou por um processo psicológico para fazer as pazes com o medo. Provocar um autoconhecimento do medo que sentia para que pudesse sentir-se menos ansiosa e não se incapacitar pela claustrofobia. A paciente ainda não entra em elevadores, mas conseguiu vencer o trauma de altura e outros lugares fechados.

Quão enorme aprendizado foi a inclusão do tratamento biopsicossocial e espiritual! Todos avançaram paralelamente para que ela pudesse ter melhorias significativas em sua saúde mental. É importante saber que os remédios espirituais trazidos pelo espírito Hammed não são substitutos dos tratamentos médicos e psicológicos, mas complementares.

Por isso, o objetivo deste livro é oferecer ao leitor mais uma possibilidade. A dimensão espiritual nos tratamentos de transtorno mentais é uma grande revolução que precisa chegar. Eu, pessoalmente, acredito que esse dia está próximo diante das péssimas notícias sobre o agravamento dos transtornos mentais e estou à disposição dos bons espíritos e da ciência para auxiliar naquilo que for possível. Tornar o Espiritismo uma verdade científica é um dos propósitos da minha existência.

Trago comigo uma mensagem do filósofo Sêneca: *Não adie o amor*. Em minhas convicções não tenho pressa, mas não podemos perder tempo para inserir a dimensão espiritual ao alcance das pessoas. E outra mensagem desse filósofo que tanto admiro:

> *Não devemos simplesmente seguir o rebanho à nossa frente, como ovelhas.*

Desejo ao leitor que possa ler esta obra com as lentes de uma nova oportunidade que está diante de nossos olhos para o cuidado do transtorno mental. E que as palavras do Espírito Hammed possam desencadear hipóteses fundamentadas na realidade espiritual do ser sobre as perspectivas aqui apresentadas.

RAFAEL PAPA

# UM

# RAÍZES DOS TRANSTORNOS ESPIRITUAIS

Gabriel Delanne,[1] um dos mais notórios pesquisadores da mediunidade na França, ainda no início do Espiritismo, entre as duas últimas décadas do século 19 e as duas primeiras do século 20, no alto de sua autoridade, emitiu o seguinte parecer:

> *Temos agora a convicção de que a certeza da imortalidade da alma se tornará uma verdade científica, cujas consequências benfazejas, fazendo-se sentir no mundo inteiro, mudarão os destinos da humanidade.*

Seus livros tiveram o propósito de provar o caráter científico dos postulados espíritas – reencarnação, comunicação entre os dois Planos da Vida,

---

[1] Pode-se dizer que ele deu continuidade à obra de Kardec. Vale muito conhecer sua biografia e obras. (ver no final do livro).

evolução anímica e assim por diante. Quase 100 anos depois de seu retorno ao Mundo Espiritual (1926) a ciência terrena tem alcançado grandes êxitos no campo do psiquismo, embora ainda titubeante sobre a relação mente-corpo-espírito. São inegáveis, no entanto, os avanços, ainda que de forma incipiente, para que a criatura humana possa receber conteúdos emocionais consistentes, transparentes e profícuos.

Tal esforço de conhecimento abre novas perspectivas para a inclusão da dimensão espiritual em projetos de pesquisa nos ambientes acadêmicos e com base em sua aplicação revela-se por toda parte o quanto os indivíduos conseguem melhorar suas respectivas capacidades de saúde mental.

Já está constatado que o hábito da oração diária tem efeito terapêutico sobre o organismo. Uma das vertentes de investigação científica é a que observa a influência positiva gerada pelos cuidados com a espiritualidade, quer seja do paciente, de seus familiares ou da equipe médica, sobre casos de depressão e ansiedade, para citar um exemplo.

Fato é que muitas pessoas melhoram suas condições psíquicas ao orar, pois esse ato atua no sistema límbico, responsável direto por grande parte das emoções do corpo humano.

Há evidências científicas de que a meditação auxilia diretamente na produção do neurotransmissor GABA o que reduz a irritabilidade nas ações do ser humano em seu cotidiano.

Todos esses progressos são de grande valia para o Mundo Espiritual que ainda aguarda paciente o desenvolvimento de estudos científicos mais bem elaborados nos campos que se ocupam da relação espírito-matéria.

Serão esses cientistas que confirmarão à humanidade o entrelaçamento entre matéria e espírito que até agora esteve confinado no campo da religião e filosofia, portanto sujeito à crença ou à descrença subjetiva daquele que observa a questão.

Não mais haverá uma linha divisória entre esses dois polos que formam o ser humano e o perispírito que os liga deixará de ser uma "ilusão espírita", uma crendice, um fato místico, para se tornar a fonte de estudos significativos no desvendar da realidade humana.

As ciências da mente paulatinamente já se dedicam a investigar tal possibilidade e conceitos são revistos, ampliados para abrigar a dimensão espiritual do homem na compreensão de seus comportamentos e modos de pensar.

Avizinha-se uma revolução no exercício da psicologia, da psiquiatria, da neurologia e ciências correlatas. É como um efeito dominó a carrear mudanças para outros aspectos da vida humana, especialmente a complexa teia de relações na qual nos movimentamos.

No que tange aos transtornos mentais a expectativa é que o reconhecimento dos mecanismos de reencarnação e do perispírito como sede das emoções venha a colaborar efetivamente para abordagem mais eficaz destes, diante da comprovação de que os fatores desencadeantes ou raízes das limitações mentais originam-se do espírito, não do corpo físico.

No perispírito, também conhecido como corpo espiritual, são armazenadas as emoções e experiências de vidas pretéritas do ser, como se fossem as gavetas emocionais de vidas passadas, capazes de estocar os fragmentos das experiências do ser.

Comparamo-lo com o que Freud chama em seus livros de inconsciente. Nele reside a fonte de perturbação espiritual pelos desvarios cometidos no passado e que precisam ser tratados durante a atual vida da criatura humana na Terra.

Esses desconfortos emocionais, frequentemente podem se manifestar na figura dos transtornos mentais, alguns mais leves, outros mais graves. Tal fato é comparável ao copo vazio, representando aqui o inconsciente. Ao longo das existências vamos enchendo esse copo e chega um momento que ocorre o transbordar das emoções. E o que isso significa?

Raciocinemos: em tudo que pensamos ou fazemos é preciso ter equilíbrio – nem escassez, nem excesso – seja em que aspecto for. O mecanismo de evolução faz com que o ser pouco a pouco durante suas inúmeras existências adquira conhecimentos e estes colaborem para a expansão de sua consciência.

De encarnação para encarnação, ele é compelido a compreender com mais nitidez seus comportamentos, as circunstâncias, as consequências de tudo isso grafado em seu inconsciente. Se não houver equilíbrio, salientamos, a tendência é o transbordamento das emoções, o desequilíbrio nas manifestações destas no corpo físico.

O excesso, paradoxalmente, é um alerta da consciência dizendo a si própria: não está bom assim, é preciso mudar, tratar o que não foi cicatrizado. Noutras palavras: chegou a hora de ter maturidade emocional e admitir a necessidade de auxílio biopsicossocial e espiritual.

Esse alerta é importante para saber que algo precisa ser feito em relação à saúde mental. Embora pareça uma afirmação audaciosa, pode-se dizer que alguém que passe por um processo de transtorno mental já está em processo de cura da alma.

Antes, quando não conseguia enxergar a dimensão de seus atos, nem sentia necessidade de atender às Leis Divinas, também não sentia nenhum desejo de mudança.

Em determinada existência ou no Plano Espiritual, em algum momento aquele espírito passa a analisar suas atitudes e, vê que falhou de alguma maneira, prejudicou a si e/ou a outros, negligenciou sentimentos e ações no Bem; instala-se em seu psiquismo o remorso, o sentimento de culpa, o desespero agudo, de tal forma que desenvolve uma das inúmeras formas de doenças mentais.

A verdade, no entanto, é que a doença mental é o início da cura do espírito, pois o desequilíbrio que apresenta demonstra que já se encontra em processo de reconhecimento de suas falhas, porém ainda não possui o equilíbrio adequado para arrepender-se completamente de seus atos pretéritos, libertar-se das consequências, alçar voos evolutivos maiores.

Como demonstram estudos nos dois Planos da Vida é possível que venhamos a observar nos próximos anos, um aumento expressivo no número de pessoas assoladas pelos transtornos mentais.

Esse é um dos aspectos da transição planetária, como já abordamos no primeiro volume: época de burilamento final para os espíritos encarnados na Terra, para definir quem está apto a galgar o próximo degrau evolutivo – o de regeneração – ou quem ainda permanecerá no degrau de provas e expiações. Natural, portanto, que almas desesperadas busquem sanar suas falhas morais, o quanto antes.

Diante desse quadro, percebemos que o próximo passo da humanidade, portanto, é aprender a administrar a avalanche de consequências dos transtornos nas relações interpessoais, especialmente as familiares.

Novos movimentos comportamentais e cuidados com a saúde mental precisam ser incorporados à vida humana o quanto antes, pois o governo saudável do psiquismo é, por ora, o maior patrimônio da humanidade.

O transtorno mental, aos olhos materiais, ainda é visto, como um caminho sem volta, os diagnósticos apontam para tratamentos que ainda são, quase sempre, paliativos, não remissivos. Para o Mundo Espiritual, salientamos, é a limpeza das inconsequências causadas pelos desatinos cometidos de existência em existência. É um processo de desconstrução milenar de existências mórbidas e incoerentes com as Leis Divinas.

Esta é a razão para trazermos a lume o segundo volume da obra *Transtornos Mentais e Remédios Espirituais*. Continuemos a velejar nas águas do autoconhecimento tanto da psicogênese psiquiátrica quanto espiritual dos transtornos mentais. E a descobrir o que a Espiritualidade nos orienta para o tratamento dessas mazelas.

Reiteramos aqui que a Espiritualidade não tem por intuito substituir a dimensão das ciências psicológicas e psiquiátricas terrenas, mas compartilhar informações e apresentar caminhos que possam agregar valor aos atendimentos terapêuticos de modo a trazer alívio às enfermidades da alma.

Dia virá que todos os povos da humanidade exclamarão a uma só voz: "A saúde mental é a paz da alma."

Este livro é a contribuição que desejamos oferecer para aqueles que se mostrem dispostos a desvendar os meandros dos transtornos mentais e a utilizar as soluções que aqui serão sugeridas.

Nas próximas páginas, continuaremos, portanto, a abordagem da psicogênese psiquiátrica e espiritual iniciada no volume 1, desta vez sobre outros tipos de transtornos. E traremos novas reflexões, novos casos clínicos para corroborar o que dissermos.

# DOIS

## A MANIFESTAÇÃO DOS TRANSTORNOS MENTAIS

Não existe equação exata para a manifestação dos transtornos mentais na intimidade do ser. O indivíduo em processo reencarnatório pode apresentar sua consciência em desalinho por causa dos comportamentos desequilibrados de outras existências.

Esses fragmentos do pretérito surgem de maneira singular em cada indivíduo, respeitando a peculiaridade de seus movimentos emocionais.

Na construção do planejamento de uma reencarnação, portanto, ocorre o direcionamento de possíveis transtornos mentais que poderão eclodir de acordo com as tendências emocionais do reencarnante.

A predisposição genética do ser é fator importante para definir quais transtornos poderão emergir para trazer o expurgo necessário àquele conteúdo emocional traumático que está acomodado nos registros perispirituais.

Embora pareça paradoxal, salientamos, tal fato facilita a vida do ser nesta ou em outra existência. A sabedoria popular já nos diz que há males que vêm para o bem.

Os sintomas revelados pelos transtornos mentais são identificados pela medicina na Terra como uma síndrome inerente a individualidade, à genética e outros fatores da presente encarnação, mas, perante a realidade espiritual do ser, a patologia já o acompanha desde outras existências.

Tais sintomas podem ser reforçados ou agravados de acordo com a educação moral que o indivíduo receba desde a fase da gestação até por volta dos 14 anos, época em que se consolida a personalidade daquele espírito e que os transtornos se mostram com mais força, até aqueles que tenham se manifestado em idades anteriores.

Caso renasça numa família constituída por seres saudáveis emocionalmente, a tendência é que o transtorno possa se manifestar de uma forma mais serena, até porque o indivíduo possuirá toda a rede de apoio necessária para o enfrentamento de suas dificuldades emocionais.

Caso contrário, se a criatura humana possui uma estrutura familiar falida no âmbito das emoções é possível que o quadro que já ocorreria possa aparecer em condições agravadas.

Para as duas possibilidades apresentadas os espíritos responsáveis pelo planejamento reencarnatório perceberão as necessidades do indivíduo para que seja alocado em determinada família que lhe propicie condições para os reajustes necessários diante de vidas pregressas.

Há muitas propostas imediatistas para reajustamento dos transtornos mentais, no entanto, é preciso atentar para o fato de que os comportamentos dos quais se originam podem ser seculares e até milenares. Evidentemente não podemos tratar falências emocionais de diversas outras existências em poucos dias.

Por esse motivo, todo transtorno mental deve ser observado como um processo de cura de questões do pretérito e, por vezes, da vida atual também.

É perceptível por toda parte uma grande angústia por resolver questões que trazemos em nossas bagagens espirituais porque somos herdeiros de nós próprios. É uma atitude de maturidade a aceitação do transtorno mental para que a energia não esteja empregada em negá-lo, mas em tratá-lo pela dinâmica psicossocial e espiritual.

Quando empregamos nossos esforços no tratamento focamos na causa dos problemas emocionais, e assim, conseguimos construir comportamentos mais funcionais e administrar as emoções, movimentando positivamente nossa existência.

Aceitar não significa passividade. Aceitar é perceber que o transtorno mental é a consequência de admitirmos o quanto fomos imaturos emocionalmente no passado diante das circunstâncias da vida e assumirmos a responsabilidade de criar prognósticos emocionais mais estruturados e tratados de forma correta, respeitando todas as dimensões que envolvem o processo de cura.

Antes, porém de nos debruçarmos sobre a psicogênese dos transtornos que serão abordados neste segundo volume façamos uma reflexão sobre o momento atual da Terra, o tempo de transição planetária, e sua relação com o visível aumento dos transtornos mentais.

## Transição planetária

Vamos relembrar o pensamento de Kardec já inserido no primeiro volume de *Transtornos Mentais e Remédios Espirituais*, por sua importância e atualidade. Uma vez que o ciclo de um mundo de provas e expiações se encerre para que o mundo regenerado possa ser apresentado, a consciência do ser encarnado e do desencarnado fica em estado de alerta máximo.

> *E, como se não se operasse com bastante rapidez a destruição, os suicídios se multiplicarão em proporções inauditas, até entre as crianças.*

Kardec continua: "A loucura jamais terá atingido tão grande quantidade de homens que, antes mesmo de morrerem, estarão riscados do número dos vivos. São esses os verdadeiros sinais dos tempos e tudo isso se cumprirá pelo encadeamento das circunstâncias, como já o dissemos, sem que haja a mais ligeira derrogação das Leis da Natureza." (Allan Kardec em *Obras Póstumas*)

Ainda que não tenham o conhecimento da Doutrina Espírita que lança luz sobre os acontecimentos do período de transição por que passa a humanidade pessoas de todos os lugares sentem que algo está mudando de forma definitiva em todos os aspectos da vida humana.

Acontece que em espírito percebemos que estamos em nossas últimas oportunidades de ajustes antes que a Terra passe à categoria de Mundo de Regeneração; se cada um de nós estará apto a permanecer aqui ou ainda precisará estagiar noutro

Mundo de Expiações e Provas segundo as Leis de Deus, dependerá de nossa atitude pessoal.

Para aqueles menos preparados para compreender esses acontecimentos ou para suportar a responsabilidade individual na condução da própria trajetória evolutiva, a carga mental pode ser pesada demais, expressa em grande desespero e desequilíbrio, demandando esforço pessoal, auxílio especializado e assistência espiritual para que a criatura vença suas limitações.

E aqui se faz necessário atentar para o fato de que nós todos somos regidos pelas Leis de Deus. Nenhum de nós está imune a elas por pertencermos a esta ou àquela denominação religiosa. As Leis Divinas são imutáveis e não há caprichos especiais para grupos religiosos.

Diante disso, é natural o aumento flagrante do número de pessoas com transtornos mentais. A expansão do conhecimento sobre as questões inerentes à vida associado ao processo de transição planetária gera no ser grande desequilíbrio e desespero mental.

Muitas vezes, aqueles que ainda possuem uma conduta não muito feliz sentem com mais frequência o fato de estar de frente com a última chance de continuarem no planeta.

Estamos inseridos numa sociedade em que ainda é forte a tendência para o superficialismo: são muitas as pessoas que não sabem quais são seus propósitos diante da vida, não conseguem administrar suas emoções perante propostas imediatistas por resultados – nem sempre compatíveis com seus pensamentos – nem exercer seus talentos na direção do que, consciente ou inconscientemente, sabem ser o bem.

Ainda são raras, portanto, as pessoas que possuem sua consciência alinhada com sua proposta de roteiro existencial. Quando essa pessoa decide conectar esses dois polos – matéria e espírito – o processo de transição planetária é menos doloroso, ela sente-se mais pacificada para exercer seu papel no mundo, sente-se segura em relação a quem é e para onde deseja ir.

Sabe que suas ações precisam ser direcionadas de forma a chegar ao final dessa existência como um ser humano melhor do que aqui chegou.

Quando essa perspectiva for amplificada e o autoconhecimento tornar-se a proposta do presente, teremos significativas melhoras no quadro emocional de indivíduos e sociedade. Os erros de percurso não mais afetarão a consciência nem as emoções dos indivíduos.

Portanto, busquemos conhecimento para auxiliar a nós próprios e aos outros a alcançar o almejado equilíbrio entre nossas expressões físicas, emocionais e espirituais.

# TRÊS

# PSICOPATIA

## Psicogênese psiquiátrica[2]

A psicopatia é uma condição mental caracterizada por um conjunto de traços de personalidade e comportamentos distintos, que geralmente incluem falta de empatia, remorso superficial ou inexistente, egocentrismo extremo, manipulação, impulsividade e comportamentos antissociais.

Esse transtorno é amplamente estudado na psicologia e psiquiatria, especialmente por seu impacto significativo na sociedade, em razão da possibilidade de indivíduos com traços psicopáticos estarem envolvidos em comportamentos criminais e violentos.

---

[2] Neste livro simplificamos a inserção de notas de rodapé e das referências no final do livro, para facilitar a consulta daqueles que não se sentem à vontade com as regras acadêmicas. A exceção abrange as inerentes à psicogênese psiquiátrica que manterão o formato do sistema Vancouver em que foram elaboradas por Dr. Roberto Nicola, mas numa lista única. Sugerimos consultar também as referências do volume 1 para enriquecer o conhecimento sobre os temas aqui abordados.

Para a medicina tradicional a origem da psicopatia é um campo de estudo complexo que envolve uma interação entre fatores genéticos, neurológicos e ambientais. Estudos sugerem que anomalias na estrutura e função do cérebro, particularmente em áreas relacionadas ao juízo crítico e emoções, podem estar associadas a traços psicopáticos.

Além disso, experiências adversas na infância, como abuso ou negligência, também podem contribuir para o desenvolvimento desse transtorno.

O Manual Diagnóstico e Estatístico de Transtornos Mentais (DSM), publicado pela Associação Americana de Psiquiatria (APA), não inclui a psicopatia como um diagnóstico. Em vez disso, os traços associados à psicopatia estão, em grande parte, incluídos no diagnóstico de Transtorno de Personalidade Antissocial (TPAS).

O DSM-5, a quinta edição do manual, define o TPAS com base em um padrão generalizado de desrespeito e violação dos direitos dos outros que começa na infância ou início da adolescência e continua na idade adulta. Algumas características que podem estar envolvidas no diagnóstico:

1. Fracasso em conformar-se às normas sociais quanto a comportamentos legais, realizando atos passíveis de detenção.

2. Engano, indicado por mentir repetidamente, usar nomes falsos ou enganar os outros para benefício pessoal ou prazer.
3. Impulsividade ou falha em planejar o futuro.
4. Irritabilidade e agressividade, indicadas por repetidas lutas físicas ou agressões.
5. Desrespeito imprudente pela segurança própria ou alheia.
6. Irresponsabilidade consistente, indicada por repetidos fracassos em manter um comportamento que exija constância, disciplina e ética, principalmente em relação a trabalho e finanças.
7. Falta de remorso indicado pela indiferença ou racionalização de ter ferido, maltratado ou roubado alguém.

## Psicogênese espiritual

Os psicopatas, assim conhecidos na Terra, são espíritos altamente inteligentes. Ao longo de suas existências acumularam, tanto na condição de encarnados quanto desencarnado grandes valores cognitivos que os diferenciam de outras pessoas nesse quesito.

Eles possuem, por exemplo, amplos conhecimentos em áreas do saber humano, na profissão que exercem, nos temas de suas conversações, no entanto, no íntimo do ser são abrigadas altas doses de perversidade.

São espíritos que se acostumaram a serem chamados nas zonas inferiores do Mundo Espiritual de justiceiros e, por essa razão julgam que seus atos são unicamente o dever de se fazer justiça com as próprias mãos. Não têm discernimento claro sobre o que realmente seja justiça.

Afastam-se, assim, das Leis Divinas e sua consciência se apresenta adormecida. Arrastados pelos seus processos irracionais de executar o mal, buscam conscientemente ou inconscientemente atentar contra as Leis de Deus.

São maquiavélicos, ou seja, se utilizam de astúcia e má fé para enganar ou prejudicar a outro e executam suas propostas maldosas com planejamento e eficácia perfeitas. Escondem-se, com frequência, por trás de um trato social afável, até amigável.

A literatura, o cinema as artes em geral estão repletos de personagens com essas características, conhecidos como vilões ou algum *serial killer*[3] ou seja, representam a maldade nos enredos. Não são, porém, frutos da ficção, pois que essa se utiliza da realidade para construir suas histórias. Tanto que os encontramos também na mídia.

---

3 Denominação para aquele que escolhe um tipo de vítima específica relacionada a algum motivo pessoal seu e assassina várias delas, uma a uma, agindo por dias, meses ou até anos, até ser capturado. Diferente de terrorista que tem motivações políticas ou religiosas e mata multidões de uma vez só, por vezes cometendo suicídio a seguir.

O que faz um ser humano sentir culpa ou remorso é o arrependimento de seus erros. Pode-se inferir que esse tipo de ser está distante do arrependimento e fará tudo o que for preciso para conquistar os objetivos traçados no campo das más ações. Contrários aos processos de fazer o bem se comprazem com o mal que fazem ao verem seus planos perversos colocados em prática.

Como vimos na psicogênese psiquiátrica desse transtorno, inúmeros são os fatores que o podem desencadear na presente encarnação. No entanto, é preciso deixar claro que o espírito já veio com essa condição que pode manifestar-se na infância ou ficar adormecida até que um desses fatores, ou um conjunto deles, venha a eclodir.

Até o presente momento, não há aparelhagem médica capaz de identificar causas físicas ou emocionais desse transtorno mental. Não há, por exemplo, ressonância magnética capaz de encontrar em crianças com tendências psicopatas sentimento de culpa ou remorso ou a propensão para os comportamentos inerentes à psicopatia. É preciso o uso dos recursos da psiquiatria e da psicologia para identificar e buscar soluções.

Pela alta perversidade que os acompanham, os psicopatas dificilmente se arrependerão de seus atos. São corações demasiadamente endurecidos, classificação dada por Allan Kardec no livro *O Céu e o Inferno*.

Muitos, somente após séculos de dores, lutas e sofrimentos, serão capazes de se arrepender de seus atos extravagantes e sentirem-se culpados e com remorso. Por essa razão, quando a alma encarnada acometida desse desequilíbrio entra em estado de culpa podemos dizer que já se enquadra em seu processo de expiações e reparações das graves faltas cometidas no pretérito ou na atual existência.

Àqueles que julgam que um psicopata jamais vai curar-se, a probabilidade de estarem certos é grande, ao pensarmos em uma única existência.

No entanto, somos seres reencarnantes e "para Deus nada é impossível" (Lc. 1:37-38). Deus nos educa pelas consequências de nossos atos em existências anteriores e vamos reencarnando em condições que oportunizem nos arrepender, expiar e reparar. Não existe injustiça para as Leis de Deus. Como nos disse o apóstolo Pedro:

> *Sua misericórdia cobre uma multidão de pecados* (1 Pedro 4:8-11).

# QUATRO

# DEPRESSÃO PÓS-PARTO

**Psicogênese psiquiátrica**

A depressão pós-parto (DPP) é uma condição mental que afeta muitas mulheres após o nascimento de um filho, caracterizada por sentimentos intensos de tristeza, ansiedade, cansaço extremo e desesperança.

Ao contrário do que comumente é chamado de *baby blues* – uma experiência mais leve e temporária de tristeza e ansiedade que muitas mães enfrentam nas primeiras duas semanas após o parto – a depressão pós-parto é mais intensa e duradoura, podendo começar logo após o nascimento do bebê ou até um ano depois.

Essa condição pode ter um impacto profundo tanto na mãe quanto no desenvolvimento e bem-estar do bebê. Os sintomas da DPP incluem, mas não se limitam, a sentimentos persistentes de tristeza, perda de interesse em atividades anteriormente prazerosas, mudanças nos padrões de sono e apetite, dificuldades de concentração, sentimento de culpa ou inutilidade, e em casos mais graves, pensamentos de autolesão ou de fazer mal ao bebê.

Para a medicina tradicional as causas da depressão pós-parto são multifatoriais, envolvendo uma combinação de mudanças hormonais, ajustes psicológicos à maternidade, e fatores ambientais e sociais.

A queda repentina nos níveis de estrogênio e progesterona após o parto pode contribuir para a vulnerabilidade emocional. Além disso, o estresse associado ao cuidado do recém-nascido, falta de sono, e a pressão para ser uma "boa mãe" podem exacerbar a condição.

O DSM-5 (Manual Diagnóstico e Estatístico de Transtornos Mentais, Quinta Edição) não lista a depressão pós-parto como um transtorno separado, mas sim como um especificador para o transtorno depressivo maior. Especificamente, ele usa o termo "início periparto" para descrever episódios depressivos que começam durante a gravidez ou nas quatro semanas após o parto.

Algumas características que podem estar envolvidas no diagnóstico:

1. Humor deprimido na maior parte do dia, quase todos os dias.
2. Interesse ou prazer marcadamente diminuído em todas ou quase todas as atividades na maior parte do dia, quase todos os dias.
3. Perda ou ganho significativo de peso sem estar em dieta, ou diminuição ou aumento do apetite quase todos os dias.
4. Insônia ou hipersonia quase todos os dias.
5. Agitação ou retardo psicomotor quase todos os dias.
6. Fadiga ou perda de energia quase todos os dias.
7. Sentimentos de inutilidade ou culpa excessiva ou inadequada quase todos os dias.
8. Capacidade diminuída de pensar ou concentrar-se, ou indecisão, quase todos os dias.
9. Pensamentos recorrentes de morte, ideação suicida recorrente sem um plano específico, tentativa de suicídio ou um plano específico para cometer suicídio.

## Psicogênese espiritual

O momento da maternidade é um processo decorrente de um planejamento no Mundo Espiritual. Não existe endereço errado em qualquer útero do mundo. A Espiritualidade traça minuciosamente os reencontros entre filho, pai e mãe que se consolidam no corpo físico dessa.

Não são, portanto, processos acidentais e sim, a inauguração de uma nova oportunidade para o ser que ganha espaço para estar na Terra com uma roupagem também nova.

Como instrumento, a gestação é o caminho para que esse processo seja materializado. Contudo, ao gerar um feto a mulher passa por grandes oscilações hormonais, principalmente pela produção de progesterona e estrogênio o que produz, naturalmente, alterações emocionais que variam de intensidade de mulher para mulher.

Contudo, existem alguns processos de depressão pós-parto que merecem atenção especial. Em alguns deles, é necessário manter a mãe distante de seu filho, pois passa por sua mente o desejo de findar com a vida do bebê.

É significativa a quantidade de mães que não possuem qualquer transtorno mental, porém apresentam essa condição após o parto.

Há nesse caso, duas principais probabilidades, ambas tendo por cerne os desafetos de vidas passadas, em que um dos dois prejudicou o outro, ou ambos se prejudicaram.

Na primeira, o espírito reencarnante não suporta a realidade de estagiar na matéria novamente, ao lado de pessoas das quais quer distância. Então, inconscientemente ataca a mãe por meio de surtos psicóticos quase que imediatamente ao ato de nascer.

Na segunda, é insuportável para a mãe pensar no seu inconsciente que novamente terá que conviver com aquele ser que tanto a prejudicou. Muitas vezes ela aventa para si o suicídio ou o assassinato para a criança no intuito de livrar-se da situação angustiante.

Como se vê, são processos espirituais inconscientes, não há um motivo plausível na presente encarnação para a mãe desejar suicidar ou planejar a morte da criança.

Essa simbiose de ódio que pode atingir a mãe e a criança é gradualmente transmutada para amor durante o exercício da maternidade, durante a convivência e os cuidados com o filho, com a adequada assistência médica, psicológica e espiritual.

Não existe endereço errado
em qualquer útero do mundo.
A Espiritualidade traça
minuciosamente os reencontros
entre filho, pai e mãe que
se consolidam no corpo
físico dessa.

- Hammed

# CINCO

# TRANSTORNOS FÓBICOS

## Psicogênese psiquiátrica

Os transtornos fóbicos, também conhecidos como fobias, compõem um grupo de transtornos de ansiedade caracterizados por um medo intenso e irracional de objetos ou de situações específicas.

Esses medos são desproporcionais ao perigo real apresentado e podem levar a comportamentos de esquiva que interferem significativamente na vida cotidiana do indivíduo. As fobias podem ser divididas em três categorias principais: fobia específica, fobia social (ou transtorno de ansiedade social) e agorafobia.

## Tipos de fobia

### Fobia Específica

O DSM-5 define a fobia específica como um medo ou ansiedade intensa e irracional desencadeada pela presença ou antecipação de um objeto ou situação específica. Algumas características que podem estar envolvidas no diagnóstico:

1. Medo ou ansiedade acentuada e imediata em resposta a um objeto ou situação específica. Por exemplo: voar, alturas, animais, receber uma injeção, ver sangue.

2. A situação fóbica é ativamente evitada ou enfrentada com intenso medo ou ansiedade.

3. O medo ou ansiedade é desproporcional ao perigo real apresentado pelo objeto ou situação específica e ao contexto sociocultural.

4. O medo, a ansiedade ou a esquiva são persistentes, tipicamente durando seis meses ou mais.

5. O medo, a ansiedade ou a esquiva causam sofrimento clinicamente significativo ou prejuízo no funcionamento social, ocupacional ou em outras áreas importantes.

**Fobia Social** (Transtorno de Ansiedade Social)

O DSM-5 descreve o transtorno de ansiedade social, ou fobia social, como um medo intenso de situações sociais em que o indivíduo possa ser julgado ou avaliado por outros. Algumas características que podem estar envolvidas no diagnóstico:

1. Medo ou ansiedade intensa em situações sociais em que o indivíduo possa ser exposto à observação dos outros, como encontros sociais, falar em público, comer ou beber diante de outras pessoas.
2. Medo de agir de maneira que será negativamente avaliado (humilhado, envergonhado, rejeitado) ou que leve ofensa a outros.
3. As situações sociais quase sempre provocam medo ou ansiedade.
4. As situações sociais são evitadas ou suportadas com intenso medo ou ansiedade.
5. O medo ou ansiedade é desproporcional à ameaça real das situações sociais e ao contexto sociocultural.
6. O medo, a ansiedade ou a esquiva são persistentes, tipicamente durante seis meses ou mais.
7. O medo, a ansiedade ou a esquiva causam sofrimento clinicamente significativo ou prejuízo no funcionamento social, ocupacional ou em outras áreas importantes.

**Agorafobia**

A agorafobia, conforme descrita no DSM-5, envolve medo ou ansiedade intensa nas seguintes situações:

- Usar transporte público, por exemplo: carros, ônibus, trens, navios, aviões.
- Estar em espaços abertos, por exemplo: estacionamentos, mercados, pontes.
- Ficar em uma fila ou estar em meio a uma multidão.
- Estar fora de casa sozinho.

Algumas características que podem estar envolvidas no diagnóstico:

1. Medo ou ansiedade acentuada sobre essas situações porque o indivíduo julga difícil escapar ou que a ajuda não estará disponível no caso de desenvolver sintomas de pânico ou outros sintomas incapacitantes ou embaraçosos.
2. As situações agorafóbicas quase sempre provocam medo ou ansiedade.
3. As situações agorafóbicas são ativamente evitadas, requerem a presença de um acompanhante ou são suportadas com intenso medo ou ansiedade.
4. O medo ou ansiedade é desproporcional ao perigo real apresentado pelas situações e ao contexto sociocultural.
5. O medo, a ansiedade ou a esquiva são persistentes, tipicamente durante seis meses ou mais.

6. O medo, a ansiedade ou a esquiva causam sofrimento clinicamente significativo ou prejuízo no funcionamento social, ocupacional ou em outras áreas importantes.

As causas e fatores de risco dos transtornos fóbicos, segundo a medicina tradicional, podem resultar de uma combinação de fatores genéticos, ambientais e psicológicos. Experiências traumáticas, predisposição genética para ansiedade, e influências culturais e sociais podem contribuir para o desenvolvimento de fobias.

## Psicogênese espiritual

Dentro os conceitos da psicologia e psiquiatria contemporâneas os transtornos fóbicos são reduzidos aos efêmeros processos psíquicos de apenas uma encarnação.

Nunca é demais relembrar que o ser carrega consigo uma imensidade de traumas adquiridos nas múltiplas existências. Esse grande armário chamado mente possui inúmeras gavetas para guardá-los, então nenhuma memória ou sensação é perdida. Não nos recordamos do passado, mas conseguimos senti-lo com intensidade em determinadas ocasiões.

Geralmente, quando o indivíduo depara com circunstâncias que funcionam como gatilhos para a sua memória, o psiquismo pode deixar vir à tona o conteúdo dessas gavetas, em forma de lembranças não muito felizes das regiões espirituais de baixo teor vibratório.

Os expurgos de tais sensações e memórias são processos necessários à cura do ser. Então, quando determinados medos aparentemente irracionais afloram sem um motivo concreto para que ocorram, a tendência é que seja um recorte infeliz do passado na forma do medo de objetos, de altura, de animais, de lugares fechados ou abertos dentre as muitas possibilidades que permeiam a fobia.

Para lidar com os transtornos fóbicos recomenda-se ao terapeuta bastante cuidado para não expor com frequência o paciente; caso contrário tocará em feridas profundas que apenas serão sanadas com a ressignificação desses conteúdos de medo que estão nas profundezas do inconsciente do ser.

Esse mergulho precisa ser pontual e envolvido em bastante segurança para proporcionar gradualmente a melhora significativa do paciente. Mais uma vez o tratamento médico, psicológico e espiritual são de grande valia para melhora desses quadros.

# SEIS

## BURNOUT

**Psicogênese psiquiátrica**

O burnout é um estado de exaustão física, mental e emocional causado pelo estresse crônico e prolongado relacionado ao trabalho. É caracterizado por sentimentos de esgotamento, cinismo, despersonalização (sensação de distanciamento ou estranheza em relação a si) e uma sensação de ineficácia ou falta de realização no trabalho. Os sintomas do burnout podem se manifestar de várias maneiras, incluindo:

1. Exaustão física e emocional constante.
2. Sentimentos de desesperança e falta de motivação.
3. Ceticismo ou cinismo em relação ao trabalho e às responsabilidades profissionais.

4. Diminuição da eficácia no trabalho e sentimentos de ineficácia.
5. Dificuldade em concentrar-se ou tomar decisões.
6. Mudanças no sono ou no apetite.
7. Irritabilidade e dificuldade em lidar com as demandas do trabalho e da vida cotidiana.

O burnout não é apenas uma resposta normal ao estresse no trabalho, mas sim uma condição que ocorre quando o estresse crônico e a falta de recursos para lidar com ele superam a capacidade de um indivíduo de se recuperar.

Pode resultar de uma variedade de fatores relacionados ao trabalho: excesso de tarefas, falta de controle sobre estas, ambientes tóxicos, conflitos interpessoais e desequilíbrio entre trabalho e vida pessoal.

Atualmente o DSM-5 não considera o burnout um transtorno específico, entretanto ele aborda sintomas relacionados ao estresse e à exaustão como os que ocorrem no transtorno de ajustamento e no transtorno de estresse pós-traumático (TEPT), entre outros.

O reconhecimento crescente do impacto do burnout levou a discussões sobre sua inclusão em futuras edições do DSM ou em outras classificações de transtornos mentais.

## Psicogênese espiritual

A criatura humana sofre com suas ambições desmedidas. Muitas vezes, observa-se no ambiente das organizações a priorização do lucro em detrimento da valorização dos colaboradores, não importa se realiza trabalho braçal, criativo, tecnológico ou administrativo, nem em que patamar da hierarquia da empresa se encontre.

A fome desenfreada por resultados expressivos sem considerar os talentos, o bem-estar e reconhecimento dos colaboradores assim como os conflitos entre colegas ou entre a pessoa e a cadeia de comando da empresa, por exemplo, é fonte de insatisfação do ser e pode ser fator desencadeante de um processo de esgotamento físico e emocional que impede que ele exerça suas tarefas por um tempo ou até definitivamente.

Algumas organizações cobram altíssimas metas, focam na geração dos resultados, no entanto oferecem ferramentas precárias e ambiente deletério de trabalho, o que provoca desestímulo ao colaborador que se vê frustrado em seus propósitos profissionais e até ideais de vida.

Esse quadro pode causar a perda de vontade por parte do indivíduo de estar engajado nos processos laborais, os quais, se bem realizados e reconhecidos, tanto auxiliam no desenvolvimento da cognição, com influência benéfica no roteiro espiritual do ser.

Assim, a vida passa a não ter sentido e o quadro de estresse caracterizado pelo burnout pode levá-lo a desenvolver outros transtornos como fobias, depressão, pânico e assim por diante.

Imaginemos uma reunião permeada por inveja, ódio, corrupção, e tantas outras pautas que atraem fluidos altamente tóxicos para o ambiente e para aqueles que dela participam.

A psicosfera torna-se tão pesada que ao captar tais correntes de energias eletromagnéticas e canalizá-las para o seu espírito a criatura humana tende a ficar cansada e estressada. Ao longo do tempo sua estrutura bioquímica inunda de cortisol as células do corpo físico e da mente que são tomados por um esgotamento físico e emocional e por crises existenciais seguramente registradas em seu perispírito.

Muitas pessoas aceitam o ritmo estressante das organizações de trabalho, julgando-se fortes para suportá-lo ou até superá-lo. Alguns por necessidade de sustento familiar, por receio de perder o emprego; outros, na direção oposta, por ambição de galgar espaços de prestígio e muitos por falha de caráter que os faz aderir a qualquer situação que lhes traga vantagens de poder ou crescimento financeiro, até "passar por cima dos interesses dos outros, como um trator" no jargão mais popular.

O adoecimento é um agravante desse tipo de aspirações camufladas em sucesso transitório de conquistas profissionais e que fazem o indivíduo "perder a própria alma" em prol dos anseios da empresa, nem sempre compatíveis com os seus. O custo emocional de viver e conviver com esse ambiente pode trazer danos irreparáveis.

Há um consenso nas discussões sobre essa questão realizadas por boa parte de organizações de saúde, mídia, pensadores do mundo dos negócios, psicólogos organizacionais sobre a iminência de um colapso de saúde mental com reflexos desastrosos sobre a estrutura e produtividade das empresas.

Buscam-se soluções de inteligência emocional, reajuste e redistribuição de tarefas, atenção à qualidade de vida dos colaboradores, valorização de seus talentos e ideias, dentre outras providências.

O objetivo é que redundem numa reestruturação do modelo obsoleto de administração vigente no século XX, no qual, em alguns casos, ainda vigora o conceito "manda quem pode, obedece quem tem juízo", uma clara demonstração de poder quase tirânico, pouco diferente da época feudal, nada compatível com as mudanças trazidas pelo século

XXI para as relações interpessoais e para a tecnologia social.

Noutras palavras, o sucesso de uma organização vem menos de olhar os lucros das ações e mais para o investimento na saúde integral, no bem-estar de seu capital humano. Não há nada de mais em priorizar o sistema de meritocracia, desde que não ultrapasse os limites físicos e emocionais das pessoas.

É preciso lidar com o indivíduo não como elemento de um ranking ou estatística, mas um talento que necessita ser ouvido, no qual se deve investir tempo, capacitação e dotar de recursos adequados ao resultado que dele se espera.

Sem repensar o modelo vigente não será possível lograr êxito nessa proposta de novas estruturas que valorizem a dignidade humana sempre antes de qualquer outro tipo de pauta (ou de agenda, caso assim prefira entender).

Ao olharmos mais de perto a questão espiritual, toda essa corrida pelo lucro e poder cessará um dia para cada um de nós, pois o corpo perece e a consciência é assaltada pelo remorso em relação à negligência no convívio familiar, na valorização de outros aspectos da vida.

Bem-aventurados os que dizem não ao modelo adoecido e adoecedor e blindam suas estruturas emocionais diante do caos que se configura. É certo que já existem empresas com a visão de valorização do ser humano, mas há muito a ser feito para a total reestruturação do sistema laboral.

O burnout não é apenas uma resposta normal ao estresse no trabalho, mas sim uma condição que ocorre quando o estresse crônico e a falta de recursos para lidar com ele superam a capacidade de um indivíduo de se recuperar.

- Hammed

# SETE

# TRANSTORNO HISTRIÔNICO DE PERSONALIDADE

## Psicogênese psiquiátrica

O Transtorno Histriônico da Personalidade (THP) é um dos vários transtornos de personalidade reconhecidos no campo da psicologia e psiquiatria. Caracterizado por padrões de comportamento dramáticos, emocionais e muitas vezes exagerados, esse transtorno afeta a maneira como uma pessoa pensa, sente e interage com os outros.

O DSM-5 descreve o THP como um padrão de comportamento duradouro e inflexível caracterizado por uma busca contínua por atenção e uma expressão excessivamente dramática das emoções. Algumas características que podem estar envolvidas no diagnóstico:

1. Padrão geral de busca por atenção: o indivíduo exibe um padrão de comportamento excessivamente emocional e de busca constante por atenção.

2. Expressão emocional excessiva e teatralidade: há uma tendência para a expressão dramática das emoções, incluindo choro fácil, acessos de raiva intensos e expressões exageradas de afeto.

3. Utilização da aparência física para chamar a atenção: o indivíduo frequentemente usa a aparência física de forma chamativa e provocativa para atrair a atenção para si.

4. Comportamento sedutor ou sexualmente sugestivo: pode haver uma tendência a usar a linguagem corporal e o comportamento sedutor ou sexualmente provocativo para chamar a atenção.

5. Influenciabilidade: o indivíduo é facilmente influenciado por outras pessoas ou pelas circunstâncias do momento, mas suas emoções e opiniões mudam rapidamente.

6. Considera os relacionamentos mais íntimos do que realmente são: o indivíduo pode ter relações superficiais e fáceis de estabelecer, mas tende a considerá-las mais íntimas do que realmente são.

As causas específicas do Transtorno Histriônico da Personalidade (THP) não são completamente compreendidas pela medicina tradicional, mas acredita-se que sejam multifatoriais, envolvendo uma combinação de influências genéticas, biológicas, psicológicas e ambientais.

## Psicogênese espiritual

Em geral, a criatura humana portadora do Transtorno de Personalidade Histriônico carreia[4] no perispírito, os complexos de culpas derivados de experiências inférteis em reencarnações passadas, provocando-lhe intensa rejeição de si.

Essa é gerada por um sentimento de insegurança que torna o ser vulnerável. Com o intuito de ocultá-la, a pessoa gera um mecanismo de fuga de tal forma que cria uma *persona*, semelhante ao que acontece com o narcisista (abordado no volume 1).

As experiências do passado eclodem já na formação do indivíduo que renasce com uma estrutura psicológica escudada num mecanismo de defesa relacionada às suas continuadas frustrações no campo dos afetos.

A *persona* que mascara essas fragilidades e fracassos busca transformar o indivíduo no centro das atenções com atitudes dramáticas de viti-

---
4  Leva, carrega.

mismo. E ao impor essa postura comportamental às pessoas, esse indivíduo consegue manipulá-las para fazerem tudo o que ele deseja.

Intimamente não quer sair da zona de conforto de seu sofrimento. Julga que assim não há necessidade de ser protagonista de sua jornada e passa a atribuir, com intensidade, seus fracassos e culpas a terceiros, jamais assumindo seus erros e nem a correção de seus atos perante pessoas e circunstâncias.

O objetivo é fazer o outro se sentir culpado por sua própria infelicidade ao ponto de dizer que se alimenta da infelicidade alheia. Normalmente, costuma diminuir os outros para que se sinta menos infeliz com sua condição fracassada, rejeitada e de ódio a si próprio.

Apenas os caminhos do reconhecimento de seus atos e a construção do autoamor em seu roteiro são capazes de proporcionar-lhe êxito na superação de seus processos comportamentais.

# OITO

# TRANSTORNO OPOSITOR DESAFIADOR

### Psicogênese psiquiátrica

O Transtorno Opositivo-Desafiador (TOD) é uma condição mental que afeta crianças e adolescentes, caracterizada por um padrão persistente de comportamento desafiador, hostil e desobediente em relação a figuras de autoridade, como pais, professores e outras figuras de responsabilidade.

Este transtorno pode resultar em conflitos frequentes em casa, na escola e em outros ambientes sociais, prejudicando o funcionamento diário e as relações interpessoais do indivíduo.

Geralmente tem início na infância ou adolescência e pode persistir na idade adulta se não for tratado adequadamente. O diagnóstico do Transtorno Opositivo-Desafiador deve ser feito por um profissional de saúde mental qualificado, como um psiquiatra ou psicólogo, com base em uma avaliação completa dos sintomas e do funcionamento do indivíduo.

O DSM-5 descreve o Transtorno Opositivo-Desafiador (TOD) como um padrão de comportamento recorrente e persistente em crianças e adolescentes caracterizado por uma oposição negativista, hostilidade e desafio em relação a figuras de autoridade. Algumas características que podem estar envolvidas no diagnóstico:

1. Padrão de comportamento negativista, hostil e desafiador: a criança ou adolescente exibe um padrão de comportamento recorrente de desafio, hostilidade, teimosia, desobediência e irritabilidade, manifestando-se principalmente em relação a figuras de autoridade.

2. Persistência dos sintomas ao longo do tempo: os comportamentos desafiadores e opositivos são persistentes e ocorrem com frequência suficiente para serem considerados um padrão de comportamento característico, durante pelo menos seis meses.

3. Prejuízo significativo no funcionamento social, acadêmico ou ocupacional: os comportamentos desafiadores e opositivos causam prejuízo significativo no funcionamento social, acadêmico ou ocupacional da criança ou adolescente, interferindo no desempenho escolar, nas relações familiares ou em outras áreas importantes da vida.

As origens do Transtorno Opositivo-Desafiador (TOD) são complexas e multifatoriais segundo a medicina tradicional, envolvendo uma interação entre influências genéticas, biológicas, psicológicas e ambientais.

## Psicogênese espiritual

A criatura humana que assumiu a roupagem material de posições de autoridade ao longo das existências traz consigo resquícios dessas tendências comportamentais que tem por intuito exercer o comando e ordem, ou seja, posturas mais controladoras sobre outros.

É difícil para o espírito reencarnado nessas condições seguir normas, regras e leis que regem o ambiente social da humanidade, dividindo atribuições, direitos e deveres, pois ainda traz enraizado o ímpeto comportamental de comando absoluto, tirânico até.

Ao reencarnar, assume como prova, ainda na infância, aprender hábitos de empatia e respeito por pessoas e circunstâncias ao seu redor, na qual precisará empregar doses de perseverança e disciplina, e porque não dizer, humildade. Para seus familiares configura-se como prova de burilamento da paciência que aperfeiçoa a alma.

Para lidar com essas dificuldades o ser precisa aprender a ter limites. E esse primeiro passo moral precisar ser dado pelos familiares. Não apenas com palavras, mas com exemplos que possam fazê-lo compreender que vale a pena seguir a dinâmica das leis que regem o mundo material.

A construção natural dessa postura será percebida ao longo do tempo, ao passo que a criança compreenda que a disciplina faz parte de sua rotina. Da mesma forma que hábitos são construídos podem ser desconstruídos.

Não será em um ciclo curto de dias e semanas, no entanto, a probabilidade de sucesso é grande quando a criança é tratada desse transtorno mental ainda cedo. Por isso a importância de uma educação emocional para todos os familiares de modo que consigam contribuir satisfatoriamente com o processo terapêutico em qualquer idade do ser.

O transtorno pode também ser desencadeado ou agravado por obsessões, razão pela qual se torna bastante útil verificar tal possibilidade que potencialize os comportamentos autoritários e anárquicos perante a família e a sociedade.

A psicoeducação terapêutica também pode ser excelente recurso para que a família saiba como agir com a criança. No processo é importante que todos possam absorver aprendizados que levem à melhoria do relacionamento familiar.

# NOVE

# TRANSTORNO OBSESSIVO-COMPULSIVO

## Psicogênese psiquiátrica

O Transtorno Obsessivo-Compulsivo (TOC) é uma condição mental caracterizada por pensamentos intrusivos e recorrentes, conhecidos como obsessões, que desencadeiam ansiedade significativa, e por comportamentos repetitivos e ritualísticos, chamados de compulsões, que são realizados como uma tentativa de aliviar essa ansiedade.

Este transtorno pode causar sofrimento significativo e interferir nas atividades diárias e relacionamentos interpessoais do indivíduo afetado.

O DSM-5 descreve o TOC como um transtorno mental caracterizado pela presença de obsessões e/ou compulsões que causam sofrimento significativo ou interferem no funcionamento diário da pessoa. Algumas características que podem estar envolvidas no diagnóstico:

1. Presença de obsessões e/ou compulsões: obsessões como forma de pensamentos, impulsos ou imagens recorrentes e persistentes que são intrusivos e indesejados; compulsões são comportamentos repetitivos ou atos mentais que a pessoa se sente compelida a realizar em resposta às obsessões ou de acordo com regras que devem ser aplicadas rigidamente.

2. Reconhecimento de que as obsessões ou compulsões são excessivas ou irracionais.

3. Causa de sofrimento significativo ou interferência no funcionamento: as obsessões ou compulsões causam sofrimento significativo, consomem tempo (mais de uma hora por dia) ou interferem no funcionamento social, ocupacional ou em outras áreas importantes da vida da pessoa.

As obsessões podem levar a compulsões aparentemente incomuns ou improváveis como contar, repetir ações específicas um número exato de vezes, tocar objetos em uma ordem particular, evitar certas cores ou números, ou até exceder na repetição de orações ou rituais religiosos.

Essa variedade de manifestações do TOC destaca a complexidade e a diversidade do transtorno, demonstrando que as obsessões e compulsões podem ser muito específicas e pessoais para cada indivíduo afetado.

As origens do TOC são multifacetadas e geralmente resultam de uma combinação complexa de fatores genéticos, biológicos, psicológicos e ambientais.

## Psicogênese espiritual

O Transtorno Obsessivo Compulsivo (TOC) possui raízes ainda desconhecidas pelos estudos analíticos da psicopatologia. Contudo, os efeitos desses transtornos são catalogados com maestria pelos manuais atuais de estudos aprofundados sobre os transtornos mentais.

O ser portador de TOC possui amplo complexo de medo e culpa de existências passadas que se manifestam em um processo desmedido de comportamentos emocionais que causam estranheza nas pessoas. Mas, é bom ressaltar que são raízes bastante profundas de registros de encarnações fracassadas que o indivíduo ainda não conseguiu superar trazendo essas sensações à flor da pele para o momento presente.

Para conseguir sobreviver com a sua consciência encharcada pela culpa e administrar lembranças inconscientes do passado busca sistematizar suas ações do presente sob a forma de obsessões e compulsões. É uma forma de olhar para fora porque voltar o seu olhar para sua esfera íntima é desafiador.

Diante de tal cenário emocional e espiritual, os portadores de TOC apresentam comportamentos diferenciados, a exemplo de:

Quando se sentem sujos pelos seus atos do passado (inconscientes) buscam repetidamente lavar as mãos; tomar excessivos e longos banhos; lavar a casa várias vezes abundantemente, ao ponto de causar danos ao imóvel e/ou móveis;

Quando se sentem vazios pela ausência de perspectiva de vida tendem a se tornar acumuladores;

Quando sentem que suas emoções estão desequilibradas, buscam manter tudo ao seu redor na melhor organização possível, tornando-se de fato uma obsessão que tudo esteja organizado e limpo no ambiente externo;

Quando são visitados por pensamentos intrusivos a possibilidade é que estejam passando por um processo de obsessão espiritual em que recebem em tempo real a amplificação de suas dificuldades íntimas.

É necessário bastante experiência para lidar com esse tipo de paciente que pode chegar a cometer suicídio por não gostar nada de si, nem de tudo ao seu redor, embora essa não seja uma característica comum a todos que são acometidos por esse transtorno.

Os manejos clínicos precisam ser bem executados e não se pode esquecer que a reencarnação de uma criatura que possui TOC é um expurgo de um inconsciente perturbado.

Por exemplo, para alguém portador do transtorno, o expurgo que escolhe é ser ordenado e limpo, ter hábitos de higiene excessivos, compulsivos. Para outro é ter as coisas organizadas de um modo especial. Ainda que seu método pareça ilógico ou contraproducente para as outras pessoas, não admite outro por melhor que seja. Nem sempre suprimir esse comportamento é a solução, mas aprender a conviver com ele.

Os manejos clínicos precisam ser bem executados e não se pode esquecer que a reencarnação de uma criatura que possui TOC é um expurgo de um inconsciente perturbado.

- Hammed

# DEZ

# PSICOSE

## Psicogênese psiquiátrica

A psicose é um estado mental complexo e perturbador que afeta a percepção, o pensamento, as emoções e o comportamento de uma pessoa, muitas vezes resultando em uma desconexão da realidade.

Neste estado, a pessoa pode experimentar alucinações, delírios, pensamento desorganizado e dificuldade em distinguir o que é real do que não é. A psicose pode ser causada por uma variedade de condições médicas, transtornos mentais ou uso de substâncias.

O DSM-5, o Manual Diagnóstico e Estatístico de Transtornos Mentais, inclui várias condições relacionadas à psicose e fornece critérios diagnósticos para cada uma delas. Alguns dos transtornos que envolvem sintomas psicóticos incluem:

1. **Transtorno Esquizofrênico:** este é o transtorno mais conhecido que envolve psicose. Os critérios diagnósticos para esquizofrenia no DSM-5 incluem os seguintes sintomas: delírios, alucinações, discurso desorganizado, comportamento grosseiramente desorganizado ou catatônico, e sintomas negativos (por exemplo, afeto embotado, apatia).

2. **Transtorno Delirante:** este transtorno envolve a presença de delírios, como alucinações ou discurso desorganizado.

3. **Transtorno Psicótico Breve:** caracterizado por episódios de psicose que duram menos de um mês.

4. **Transtorno Esquizofreniforme:** similar à esquizofrenia, mas com uma duração mais curta dos sintomas.

5. **Transtorno Esquizoafetivo:** envolve sintomas de esquizofrenia e transtorno do humor, como episódios maníacos ou depressivos, que ocorrem simultâneos ou alternados com os sintomas psicóticos.

A psicose é tema recorrente na história da arte e da literatura. Muitas obras-primas da cultura mundial exploram temas de psicose e distúrbios mentais de maneiras profundas e complexas. Essa intersecção entre arte e psicose destaca a maneira como a condição é tanto um aspecto da experiência humana quanto um tema de reflexão e exploração criativa.

Essas representações na cultura popular podem ajudar a aumentar a compreensão e a empatia em relação às pessoas que vivenciam a psicose, destacando sua humanidade compartilhada e complexidade emocional.

Não há uma única causa para a psicose segundo os preceitos da medicina tradicional; em vez disso, é frequentemente o resultado de uma interação complexa entre fatores genéticos, biológicos, ambientais e psicológicos.

## Psicogênese espiritual

Assim como em outros transtornos mentais o ser já possui uma consciência bastante desequilibrada por seus atos do pretérito e mais uma vez possui o pavor de cometer equívocos.

A diferença nos casos de surtos psicóticos é que a criatura humana possui demasiado pavor de si mesma e das situações que giram em torno dela que cria uma realidade paralela por não querer encarar os enfrentamentos necessários para sua evolução espiritual e assim resgatar aprendizados.

Muitas vezes, está diante de um algoz do passado, na forma de alguém de seu atual círculo de convivência e por tanto temê-lo busca fugir de processos de relacionamento e ao longo do tempo esse processo pode ser tornar patológico.

Em muitos casos de psicose ocorre o agravamento dessas realidades paralelas provocadas diretamente por obsessores que são perseguidores do passado em busca de vingança.

Esses conseguem potencializar o quadro de desequilíbrio emocional tornando o processo de enfrentamento da realidade muito mais complexo do que já acontece.

Em síntese, os surtos psicóticos são processos psíquicos que de forma inconsciente geram mecanismos de fuga que são consentidos pelo ser; e a maior parte desses casos gera necessidade de reajustes entre pessoas e circunstâncias, culminando em grande estresse para o indivíduo.

O desencadeamento da psicose não tem dia e nem hora marcada. Pode acontecer em qualquer momento da vida, principalmente quando o planejamento reencarnatório convocar o ser para o ajuste de contas com o passado. É nesse exato momento que a psicose tende a emergir e se apossar do ser.

O grande segredo é descobrir quais são esses gatilhos e tratá-los de forma terapêutica para que o indivíduo consiga elaborar melhor esses relacionamentos que geram a patologia mental.

Acrescente-se nessa profilaxia, a verificação e tratamento de processos obsessivos e o uso de medicações que possibilitem trazer a pessoa de volta à realidade. Dessa forma, são tratadas todas as lacunas emocionais, trazendo conforto e tranquilidade.

Em muitos casos de psicose ocorre o agravamento dessas realidades paralelas provocadas diretamente por obsessores que são perseguidores do passado em busca de vingança.

- Hammed

# ONZE

# TRANSTORNO DE DISSOCIAÇÃO DE PERSONALIDADE

## Psicogênese psiquiátrica

O Transtorno de Dissociação de Personalidade (TDP), anteriormente conhecido como Transtorno de Personalidade Múltipla, é uma condição complexa e intrigante que envolve a presença de duas ou mais identidades distintas dentro de uma mesma pessoa.

Cada uma dessas identidades, também chamadas de "alter egos" ou "alters", pode ter sua própria idade, gênero, voz, habilidades, memórias e até características físicas únicas.

As transições entre essas identidades podem ser súbitas e inesperadas, e muitas vezes são desencadeadas por eventos estressantes ou traumáticos.

Durante esses episódios de alternância de identidade, a pessoa pode experimentar lapsos de memória significativos para eventos ocorridos enquanto outra identidade estava no controle, conhecidos como amnésia dissociativa. Esses lapsos de memória não podem ser explicados por esquecimento comum ou falta de atenção.

É importante ressaltar que o Transtorno de Dissociação de Personalidade muitas vezes está associado a uma história de trauma significativo, como abuso físico, sexual ou emocional durante a infância. Algumas características que podem estar envolvidas no diagnóstico de TDP segundo critérios do DSM-5:

1. Presença de duas ou mais identidades ou estados de personalidade distintos (cada uma com sua própria maneira de perceber e interagir com o ambiente, bem como com suas próprias memórias, comportamentos e habilidades).

2. Pelo menos dois desses estados ou identidades recorrentes assumem o controle do comportamento da pessoa.

3. Incapacidade de recordar informações pessoais importantes que é extensa demais para ser atribuída a esquecimento comum.

O Transtorno de Dissociação de Personalidade é uma condição controversa em alguns círculos da comunidade médica e de saúde mental, e sua natureza, diagnóstico e tratamento continuam sendo tópicos de debate e pesquisa.

## Psicogênese espiritual

Em todos os campos do psiquismo a personalidade do ser apresenta-se fragmentada em diversas personalidades que assumiu ao longo de múltiplas existências.

A consciência desequilibrada em razão dos atos pretéritos que vibram no campo da loucura associada com a fuga de si próprio e a recusa em revisitar seus erros e fracassos gera no indivíduo um processo de desfragmentação da personalidade.

Algum trauma intenso abre campo para que as diversas personalidades do passado possam se alternar, pois a atual está apavorada com as responsabilidades espirituais que carrega dentro de si.

Em determinados momentos dessa desfragmentação, o ser que reencarnou não externaliza um pensamento condizente com sua personalidade e vida atual, mas revisita sua mente de tal forma que alguma personalidade pretérita sua aflora com características e pensamento bastante diferentes. Esse o motivo pelo qual não se recorda de questões triviais de sua vida atual.

Para que esse processo aconteça é necessário que o ser esteja muito desequilibrado no campo da consciência que armazena as Leis de Deus.

É necessário que a autopunição seja desconstruída, com a utilização de vários recursos: processo de desobsessão, medicação adequada sob a supervisão psiquiátrica, terapias indicadas caso a caso, como a aplicação de bioenergia.[5]

Todo esforço deve ser empregado para que a pessoa retorne à realidade. Esse retorno necessita ser gradual, estruturado e responsável. Para os profissionais de saúde envolvidos é necessário bastante manejo clínico para lidar com o paciente.

---

5  Bioenergia aqui se refere a passe, imposição das mãos. O termo é também utilizado noutras áreas do conhecimento, como a energia obtida através da biomassa para gerar eletricidade ou combustível.

# PARTE 2
# REMÉDIOS ESPIRITUAIS

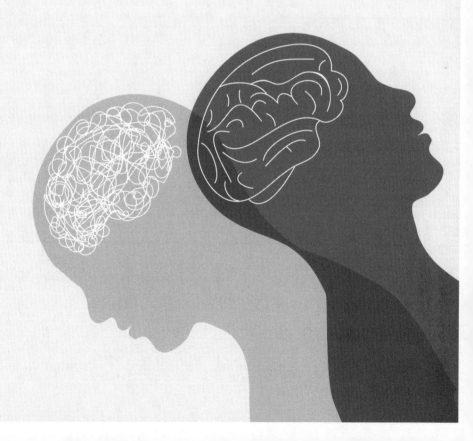

# DOZE

## EXPRESSÃO DOS SENTIMENTOS

Não raro, percebe-se que a criatura humana tem sido assolada pelas dificuldades de expressar suas emoções.

Esse contexto envolve uma educação familiar permeada por condutas castradoras que fazem as pessoas aprenderem a não se expressarem e sentirem vergonha do que sentem.

Tais condutas pautadas no "homem não chora"; "engole o choro"; "não diga nada na hora do jantar" ainda persistem no seio de muitas famílias no mundo todo. Isso favorece o crescimento de adultos imaturos, que psicologicamente parecem crianças, pois não foram ensinados a administrar suas emoções.

As consequências surgem na forma de prejuízos na comunicação dentro das relações afetivas e familiares e até nas relações interpessoais no ambiente profissional.

A ausência de uma comunicação assertiva, portanto, provoca danos em todos os aspectos da vida. Sendo assim, contribui para o pouco estímulo do ser humano em promover seus processos de autoconhecimento.

Como desenvolvê-lo se não somos capazes de expressar aquilo que sentimos?

Reafirmamos, portanto, que ainda somos crianças espirituais no que se refere à administração das emoções. Houve avanços significativos, mas ainda somos "engolidos" por crateras enormes de desinformação.

É necessário romper com a estrutura obsoleta da castração emocional na sociedade.

A resistência a falar sobre si pode trazer agravos significativos para a estrutura psicológica do ser. Acumular no íntimo conflitos emocionais por um longo período pode desencadear processos de transtornos mentais que poderiam não se manifestar, caso a atitude fosse outra, mais positiva.

Se a tristeza e a culpa ficarem ocultas por muito tempo pode-se manifestar o transtorno de depressão; se a raiva vigorar na intimidade do ser pode-se manifestar o transtorno de personalidade borderline; se o medo for uma emoção protagonista da vida de uma pessoa podemos ver emergir transtornos fóbicos e processos ansiosos.

Cada emoção não bem administrada pode acionar diretamente algum tipo de transtorno mental. Por esse motivo, conhecer a sua própria intimidade, aceitá-la, nomeá-la e modificá-la é um dos objetivos em qualquer processo psicoterápico.

Não mais empregar o ódio naquilo que sente e, sim, depositar estímulos positivos naquilo que pode ser alcançado dentro de si com os talentos que todas as pessoas possuem. Existem diversas formas de expressar emoções: arte, oralidade, escrita terapêutica, meditações, dentre outras. Seja da forma que for saia de sua tumba emocional e expresse-se.

É necessário romper com a estrutura obsoleta da castração emocional na sociedade. A resistência a falar sobre si pode trazer agravos significativos para a estrutura psicológica do ser.

- Hammed

# TREZE

## TER IDENTIDADE

A autenticidade é valioso atributo do ser que busca pautar seu roteiro espiritual pela Verdade.

Na profilaxia dos transtornos mentais apresentados neste livro, buscar a própria identidade, esforçar-se por ser autêntico pode parecer tarefa difícil para aquele que está envolvido em desequilíbrios seculares, muitas vezes perdidos em várias personalidades como no TDP, para citar um exemplo, porém é primordial para trazer o almejado equilíbrio.

No mundo, inúmeros indivíduos buscam copiar uns aos outros, exagerando na comparação de seus comportamentos, julgando que os parâmetros que o outro apresenta são melhores que os seus. Tal fato atrai grande infelicidade para si, porque deixa de ser quem veio para ser no mundo e passa a se comportar como os outros desejam que ele seja, olvidando sua individualidade, ferindo sua essência.

Ao esquecer suas características únicas, pois que Deus não repete suas criações, deixa de desenvolver os talentos que lhe são próprios e aturde a consciência ao desenvolver atitudes que não coadunam com os propósitos de sua atual encarnação.

Não nos referimos aqui sobre seguir um bom exemplo, alguém que traga boa inspiração e apoio. Há atitudes que merecem ser replicadas, e até essas precisam ser analisadas com atenção. Embora sejam edificantes, nem sempre o indivíduo está pronto para elas ou as circunstâncias de sua vida atual não são adequadas para exercê-las.

Falamos sobre o fato de imitar cegamente alguém que julgue melhor do que si próprio, com mais sucesso, mais brilho. E quantas vezes sob esse brilho se oculta um ser infeliz ou que mascara graves falhas de caráter?

Essa questão da falta de autenticidade é um dos mais graves problemas da sociedade. Atinge pessoas de todas as idades, de todos os gêneros, de todas as camadas sociais.

Se fossemos enumerar aqui a diversidade de equívocos que provoca, certamente não haveria espaço suficiente, então citamos apenas alguns:

- uso de produtos de beleza inadequados à idade ou perfil físico;
- procedimentos estéticos perigosos à saúde;
- adoção de comportamentos artificiais de celebridades efêmeras;
- adesão a ideologias e modismos sem passá-los ao crivo da razão.

Utiliza-se como justificativas para aderir a eles: "Maria usa, João diz que é bom, José fez e ficou top, X famoso pensa assim, então vou pensar igual" e por aí vai.

Ao romper com sua identidade o ser busca aceitação de um mundo em que a ditadura dos modismos e ideias insanas prevalece sobre as próprias percepções sobre o que o cerca.

Abandona seus gostos, tradições, normas da convivência familiar, para pertencer a um mundo ilusório, ainda que emocionalmente custe um processo de ansiedade e depressão.

É uma criatura humana arrastada pelo destino e não pela proposição de suas ações. Ideias autênticas passam a ser reprimidas e o vazio toma conta de sua intimidade porque está preenchido de tudo que existe no mundo, exceto a sua própria vontade.

No cerne desse comportamento estão sentimentos deletérios como a inveja, a ganância, o desejo por sobrepujar a outros ou por pertencer a determinados grupos e, não raro, ocultar a própria insegurança, a falta de autoestima.

Ter identidade é assumir suas emoções, suas qualidades e limitações, seus erros e sucessos. É agir com a própria consciência, com a bagagem intelectual e espiritual que trouxe ao reencarnar.

É encarar os próprios desafios sem medo de repreensões, rejeições. Não importa o que hoje chamamos de "cancelamento" e que amanhã poderá ser considerado de outra forma. Também isso é um modismo, sujeito a ser, por sua vez, "cancelado."

Durante toda a História, e hoje com mais força, a maior parte das pessoas que se destacaram por grandes realizações passou por fracassos, por rejeições, por ironias e sarcasmos.

Cada uma delas tinha sua própria identidade, sua cultura, sua trajetória. Que traço as tornou especiais? A autenticidade aliada à perseverança em acreditar naquilo que vinha de sua alma.

*Então, busque em sua vida.*
*Não mais ser o outro.*
*Não mais ser uma cópia.*
*Não mais se comparar.*
*Seja protagonista de seu destino.*

# CATORZE

## NOVO OLHAR SOBRE A RAIVA[6]

Em busca de conhecimento acerca das emoções, o homem debruça-se em diversos campos de estudos analíticos e pesquisas fundamentais para que a humanidade possa usufruir dos resultados dessas investigações e assim avançar no quesito administração das emoções. Processo demasiadamente importante para a evolução espiritual, esse autoconhecimento é a chave para a maturidade psicológica do ser humano.

A raiva, ou o que o filósofo Sêneca intitula ira, é também objeto de estudos aprofundados no Mundo dos Espíritos. Essa experiência emocional é relevante, pois a raiva faz com que as pessoas depositem energia em seus processos do cotidiano.

---

[6] A raiva foi abordada no volume 1, mas é um sentimento complexo, intrínseco à maioria dos transtornos, os abordados nesta volume, inclusive, então apresentamos novas nuances para reflexão.

Temos a tendência de preservar a energia desde os tempos das cavernas e nosso corpo físico foi constituído com esse modelo de preservação.

A raiva é uma emoção que tira o ser da zona de conforto quando é desafiado. E aí seus processos psíquicos ficam mais acelerados, assim como o corpo físico, despertando enorme quantidade de cortisol que inundam as células. O corpo fica em estado de alerta perante as necessidades do indivíduo.

No passado, esse sentimento era manifestado quando um grupo ou pessoa desejasse invadir a caverna de um agrupamento familiar. Essa energia de defesa era importante para sobreviver. Quem tem raiva entra, portanto, no modo sobrevivência.

Em tempos contemporâneos, a raiva é acionada por outros motivos: quando a criatura humana sofre alguma injustiça; é acusada por alguma pessoa ou circunstância; não se sente compreendida, aceita ou, muitas vezes, obedecida por outra pessoa; ou quando as situações e expectativas da vida não acontecem exatamente quando e como planejadas.

É possível que a raiva aconteça o tempo todo. O indivíduo não tem controle algum sobre as pessoas e circunstâncias que o cercam. Como ainda não compreendeu que essa não é sua proposta humana, pode sofrer demasiadamente.

As consequências são catastróficas para o corpo físico e as emoções. Entrar nesse modo sobrevivência deveria ser uma exceção para que possamos intervir em questões que estão sob o nosso controle. São ações que competem à existência de toda criatura.

Mas, esse movimento ocorre de forma contrária. O que deveria ser exceção tornou-se regra. O ser está o tempo todo em estado de alerta e pronto para deixar eclodir a sua raiva. Seja no trânsito, seja nos relacionamentos, seja em diversos aspectos da vida.

O elevado nível de cortisol, que é uma ação da raiva, acelera o ser que busca o tempo todo estar no domínio de pessoas e circunstâncias. No entanto, não está. Na verdade, está gastando toda energia naquilo que não veio fazer no mundo: **mudar o outro e fazer com que tudo saia planejado como deseja.**

Enquanto esse modelo comportamental continuar a vigorar entre as pessoas existe uma tendência de grande adoecimento emocional por níveis altos de estresse que podem culminar em burnout.

E em alguns casos, os níveis de raiva agressivos combinados com uma consciência desequilibrada podem se manifestar em transtorno de personalidade bordeline.

A paisagem mental do ser precisa, portanto, ser modificada. O indivíduo não está em perigo, mas permite que a sociedade o coloque em perigo.

Quando não aceitamos a sobrecarga de trabalho ou nos esforçamos em ser aquilo que não somos os níveis de adrenalina e cortisol caem substancialmente.

Na direção oposta a criatura humana que diminui suas expectativas e realiza o trabalho que lhe compete gera para si uma sensação feliz de realização. E não importa se as pessoas ou processos foram modificados.

É relevante que a pessoa conduza seu trabalho e sua energia para incentivar as pessoas e processos. Quando trocamos o psiquismo de mudar o outro para estimular nele seus talentos, cessa a necessidade de que as coisas aconteçam exatamente como queremos. É um processo de aceitação de que na vida não temos controle sobre todas as situações em que estamos envolvidos.

É preciso trabalhar terapeuticamente a necessidade de ser aceito pelo outro para pertencer a um grupo de pessoas. Quando sabemos quem somos e a que grupos de afinidades pertencemos a necessidade de agradar a todos ao redor perde o sentido. É que a insegurança íntima é fonte geradora de raiva quando o ser não é reconhecido.

Tal percepção distorcida sobre si mesmo gera a automutilação porque dentro desse comportamento emocional o indivíduo passa a ter raiva de si e das outras pessoas.

Para que a estrutura psicológica da rejeição seja administrada é preciso que o ser se conheça e valide quem é, caso contrário qualquer pessoa roubará sua paz íntima. Desses sintomas surgem muitos transtornos mentais.

Um trabalho de autoconhecimento concentrado, o esforço em irrigar-se de autoamor é necessário para que a raiva seja transformada em uma emoção que faça o ser conduzir e não ser conduzido em suas ações no mundo e assumir o leme da própria vida.

**Quando sabemos quem somos e a que grupos de afinidades pertencemos a necessidade de agradar a todos ao redor perde o sentido.**

- Hammed

# QUINZE

# ADMINISTRAÇÃO DA CULPA

Muitos cientistas como Albert Einstein nos trazem que Deus governa o mundo pelas Suas Leis naturais, o que não difere de uma visão espírita sobre as manifestações de Deus sobre o ser humano e qual a habitação Dele.

O Espiritismo revela que Deus habita dentro do ser humano e, principalmente, em sua consciência. Quando a criatura humana manifesta comportamentos emocionais consoantes com as Leis de Deus o consciente se mantém equilibrado e em paz. Quando caminha em sentido oposto, a pessoa sente-se insegura, em conflito e na ausência de paz em sua intimidade.

O processo de culpa é instalado no ser quando não caminha, portanto, segundo as Leis de Deus. Nesse sentido, a consciência alerta o espírito de que algo está errado e a rota a ser seguida é outra, diferente da atual. Essa é a natureza da essência divina.

Ao sentir que elaborou um comportamento equivocado eclode no indivíduo o sentimento de culpa que se instala transitoriamente até ser resolvido pelo aprimoramento moral.

No entanto, é perceptível que a humanidade ainda lida fortemente com tal sentimento. Basta observar as condutas equivocadas e as reações de desespero, depressão e tantos outros sentimentos que afloram em indivíduos que assim agem. Se não forem cuidados, os processos de culpa vão crescendo e acumulam-se ao longo dos roteiros existenciais.

A culpa assume a função de comunicar ao indivíduo se os seus passos estão corretos perante os estágios de sua jornada. É um sentimento importante e fundamental. Não fosse a culpa a criatura humana, por meio dos seus desatinos, poderia cometer mais atrocidades do que já comete. É como se fosse um freio de mão da consciência diante de nossos atos.

Esse sentimento sofre impactos da distorção da sociedade. Ao longo dos milênios o ser foi ensinado que caso cometesse equívocos o seu destino era o inferno.[7]

Todavia, o que esperar de seres humanos distante da perfeição? Sim, equívocos. Acaso, Deus não é inteligente o suficiente para saber que temos a possibilidade de errar diante dos atos da vida? E sua misericórdia não alcança os que erram?

Sim. Os erros acontecerão. Contudo, fomos ensinados a viver processos de culpa dolorosos. No passado, muitos se chicoteavam para se redimir de seus erros. E no presente, muitos se chicoteiam emocionalmente. Nem no passado e nem no presente pode-se considerar que sejam situações que venham resolver os problemas dos equívocos.

Torturar-se é tornar-se vítima das próprias ações. É não assumir a responsabilidade dos atos. A única forma de trazer paz à consciência é assumir e reconhecer os equívocos. O que João Batista chama de arrepender-se em Mateus 3: 1-17.

No entanto, que seja um arrependimento que introduza uma mudança de conduta. Um arrepen-

---
[7] Aliás, inferno inexiste na forma como ocupa o imaginário humano, segundo revelado na Codificação Espírita, no capítulo 2 da quarta parte de *O Livro dos Espíritos* e no livro *O Céu e o Inferno*, para citar apenas duas obras de Kardec. Inúmeras obras espíritas também desmistificam o mito de um lugar ardente eterno, incompatível com a Bondade Divina, e explicam com mais seriedade o destino provisório daqueles que desencarnam em situação moral deplorável e do qual se libertam por meio do aperfeiçoamento espiritual.

dimento em que o ser se torna consciente de seu erro e busca responsabilizar-se pela reparação.

Quando esse movimento não acontece muitos transtornos mentais vêm à tona como a depressão, a esquizofrenia, o transtorno de pânico, principalmente.

Sair do cárcere da culpa, portanto, é também um movimento para vencer esses transtornos mentais. Para que logre êxito é inevitável que o ser se trate de forma mais amorosa. Se Deus que é a Inteligência Suprema nos ama incondicionalmente por qual motivo vamos nos odiar quando erramos?

Aprender com os erros e colocá-los em prática propicia paz para a consciência culminando em saúde mental. Quando o indivíduo coloca esse processo de aprendizagem em prática, gradual e constantemente, fica quite consigo e com aquele a quem seu erro atingiu.

É uma forma de dirimir nossas intransigências diante das Leis Divinas. Ao ser persistente nessa reparação por meio do autoconhecimento elencamos quais comportamentos precisam ser revistos. E de grão em grão, em pequenos atos do cotidiano, semana após semana, os resultados serão expressivos.

Desconstruir comportamentos autopunitivos é abrigar o autoamor na consciência do ser. Abrigar-

-nos no amor de Deus pela criatura humana nos traz forças para seguir em frente.

A maneira como nos tratamos é transmutada e passamos a nos cobrar menos e a investir energias naquilo que realmente importa: cumprir nosso papel de sermos um pouco melhores a cada dia. Isso basta para a consciência.

Ao sentir que elaborou um comportamento equivocado contrário às Leis Divinas eclode no indivíduo o sentimento de culpa que se instala transitoriamente até ser resolvido pelo aprimoramento moral.

- Hammed

# DEZESSEIS

## ADMINISTRAÇÃO DA TRISTEZA

Saber como funcionam realmente as emoções ainda está distante da criatura humana que se perde nas teorias sobre o tema. A tristeza é uma das que mais recebem palpites, conceitos e justificativas.

Muitos a consideram uma emoção inferior e quem a manifesta é percebido como alguém frágil, incapaz de atender ao padrão de fortaleza o tempo inteiro, como se o ser humano fosse um robô incapaz de oscilar.

Alguém vulnerável ainda é percebido como fraco. Uma pessoa que precisa esconder suas angústias e tristezas diante de uma falsa e tóxica positividade que rege boa parte das plataformas sociais e das redes de amizades.

O receio de expressar conteúdos emocionais desconfortáveis ainda é um tabu que precisa ser repensado pela criatura humana, porque é um comportamento em que o indivíduo se castra emocionalmente e não encontra espaços para falar de suas dificuldades, mágoas, angústias, e principalmente, tristezas.

Quantos não conseguem chorar publicamente por se sentirem envergonhados pela consequência dessa manifestação?

A natureza do mundo em que o indivíduo habita é de provas e expiações, então represar esse sentimento é um contrassenso. Não é raro ver pessoas passando por movimentos emocionais de tristeza diversas vezes durante a vida.

As hostilidades do mundo associadas às expectativas que criamos sobre pessoas e circunstâncias tendem a fazer com que fiquemos ainda mais tristes.

A tristeza é uma emoção natural que surge quando o indivíduo se depara com a perda ou a dor em seu cotidiano. Todos passam por esses processos, logo em algum momento da vida se sentirão tristes.

O objetivo principal é trazer reflexões profundas sobre as dores e perdas que experimentamos. Sendo assim, ficar triste nos auxilia em tomadas de decisões importantes na vida. Pavimenta toda a trilha de reflexões necessárias para optar por qual rota seguir diante de vieses que a vida pode apresentar.

Sentir a tristeza é importante. Por desfavorável que pareça aos olhos do mundo é um processo de expressão das emoções que carrega para o exterior as percepções mais íntimas da realidade como ela é. Escondê-la não é uma estratégia muito inteligente.

Caso não seja manifestada e tratada pode se tornar patológica assumindo a manifestação de transtornos de depressão de diversos graus.

Ter sentimento de humanidade e acolhimento diante das emoções é uma saída feliz para encontrar as soluções que precisamos. Até o Espírito mais evoluído que veio à Terra, viu-se enlutado ao saber da morte do amigo Lázaro.

O Evangelho é categórico sobre a reação do Cristo: "Jesus chorou" (João 11:35).

Ele chorou por Lázaro, entristeceu-se por seu primo João Batista.

Ele fez isso, sabendo que a morte não existe, que eles apenas voltaram ao Plano Espiritual, mas para exemplificar, como homem, que ainda é certo chorarmos quando necessitarmos, no patamar evolutivo em que ainda estagiamos.

É preciso desencaixotar nossas emoções e manifestá-las como um gesto de amor de alguém que ainda não é perfeito, mas forte o suficiente para dizer ao mundo: sou humano.

# DEZESSETE

# ADMINISTRAÇÃO DO MEDO

O medo é uma emoção natural assim como um rio que se movimenta pelos seus afluentes e alcança o grande oceano da vida. Deus, Justo, Soberano e Bom, não criaria emoções ruins.

Nada na Criação de Deus é em vão e prejudica o ser humano. E o medo não se configura como uma emoção que venha causar obstáculos ao progresso humano.

O intuito do medo é proteger a criatura humana de seus próprios atos, proporcionando prudência nas mais diversas tomadas de decisões da vida, desde atravessar uma rua a querer estar em uma relação afetiva.

Não fosse a presença dessa emoção o indivíduo que subiria uma montanha íngreme sem os equipamentos de segurança, correria riscos desnecessários, com alta possibilidade de fracassar. Em outras palavras, o medo tem por finalidade proteger dos riscos que a vida oferece.

O grande desafio é administrar essa emoção. O excesso dela pode causar grandes dificuldades à vida da pessoa: processos fóbicos, obsessivos, compulsivos ou de ansiedade, dentre tantos outros.

Administrar o medo é uma habilidade que o ser humano ainda precisa conquistar para vencer os desafios apresentados por transtornos mentais contemporâneos.

Ao se proteger demais das situações da vida como ter excessivo medo de entrar em um relacionamento, ou enfrentar um processo de capacitação, ou simplesmente falar em público, o indivíduo está deixando que o medo seja fator paralisante de sua vida.

A intolerância social ao erro induz ao medo de errar, por insegurança ou vergonha do julgamento das pessoas, e se tornou grande dilema da humanidade. As pressões sociais, quer seja na vida real quer seja nas redes, são cada vez mais presentes e têm causado desastres emocionais, por vezes silenciosos, sob as máscaras de atitudes só aparentemente naturais e carregadas de ansiedade, uma das consequências mais perceptíveis desse quadro.

Esse sentimento não é apenas de agora. Somos espíritos milenares e com muitas experiências reencarnatórias. Muitos medos do presente são decorrentes de erros de vidas passadas.

Acaba que o ser passa por experiências similares e não consegue administrar e nem entender de onde surge tanto medo que se configura em fobias e transtornos de pânico.

São medos irracionais e que fogem de qualquer realidade. A ciência que ainda não contempla, por enquanto, a experiência de vidas passadas tem muita dificuldade de reconhecer e tratar terapeuticamente casos patológicos provenientes de medos exorbitantes.

Algumas técnicas terapêuticas são indicadas para o tratamento do medo. Para superar um medo patológico é preciso sentir e compreender que ele existe ao contrário de drenar a própria energia em sentimentos de ódio contra o próprio medo como se ele fosse um inimigo.

A melhor atitude é aceitar que ele existe, reconhecê-lo e abraçá-lo. Experimente fechar os olhos e se abrace como se estivesse abraçando o medo e sendo abraçado por ele.

Outra técnica é escrever sobre os medos que sente. Na escrita terapêutica o ser descreve seus medos para que seu consciente expurgue as sensações patológicas que lhe são causadas por eles. Em seguida, descreve como seria a vida sem essas sensações desconfortáveis. Aos poucos, os resultados são excelentes.

Outro modelo a ser adotado é a meditação dirigida[8] antes de dormir. Muitas pessoas acometidas por transtorno de pânico ou fobia apresentam medo de diversas situações. O sono é uma delas, bastante recorrente, porque a pessoa sente que ao dormir está em desdobramento, ou seja, está na Terra e em algum lugar do Mundo Espiritual, ainda que não saiba reconhecer precisamente tal fato.

Alguns encaram o sono como a morte, portanto, ao se prepararem para dormir, inconscientemente advém o medo da morte. O hábito de meditar antes de dormir acalma a mente, pouco a pouco vai limpando impressões e memórias, ressignificando os conteúdos de medo adquiridos nesta ou noutras vidas.

A educação emocional familiar sobre o medo, portanto, precisa ser modificada. Como dissemos no primeiro volume dessa obra, os indivíduos precisam estimular seus potenciais com base em perspectivas felizes que podem alcançar.

Desconstruir a imagem de um Deus punitivo e, em consequência, deixar de ser ou seguir pessoas também punitivas. Esse é um dos grandes objeti-

---

8   A técnica no momento do sono pode ser utilizada também com as crianças, desde que o responsável saiba como conduzi-la. Sugere-se buscar orientação psicológica antes de iniciá-la ou aderir a algum app ou site de meditação.

vos da Espiritualidade. A vida é abundante como asseverou Jesus em seu Evangelho de amor.

O doce Rabi veio à Terra com o intuito de dar vida ao Verbo Divino de amor do Criador para com as Suas criaturas. E de seus lábios saíram dúlcidas palavras de amor e conforto para todos que sentiam medo.

Que possa cada pessoa ser uma porção de amor divino na vida dos semelhantes para que os casos patológicos de medo sejam amenizados e até erradicados do psiquismo das criaturas humanas.

A intolerância social ao erro induz ao medo de errar, por insegurança ou vergonha do julgamento das pessoas, e se tornou grande dilema da humanidade.

- Hammed

# DEZOITO

## FACILIDADES QUE COMPLICAM

Os avanços tecnológicos promovem uma revolução de oportunidades em todos os quadrantes da Terra. Tal processo de modernização propicia a liberação do homem do trabalho com maquinaria pesada, de processos complicados de produção e gestão, por exemplo, tanto nas empresas e instituições quanto nos lares.

O objetivo é minimizar possibilidades de erros, aperfeiçoar processos, liberar tempo para que as pessoas possam utilizar a intelectualidade de maneira mais assertiva nos diversos contextos da vida.

Bom resultado desse esforço é a extensa rede de conexão em tempo real em que pessoas do mundo inteiro conseguem interagir umas com as outras sem a necessidade de estarem presentes.

Isso propicia, por exemplo, que indivíduos consigam trabalhar de suas casas, mais próximos de seus familiares; ou amigos distantes fisicamente possam se ver e conversar indefinidamente; ou alguém possa adquirir em segundos, um produto, um curso, algo a que não teria acesso em sua cidade, e assim por diante.

Infinitas são as vantagens que os avanços tecnológicos oferecem à sociedade. Contudo, a aceleração dos processos e a grande movimentação tecnológica podem culminar em desvantagens significativas e complicar a vida das pessoas. Principalmente quando se refere ao imediatismo em que a sociedade se encontra nos tempos contemporâneos:

Propostas imediatistas para perder peso rapidamente apenas com a ingestão de algumas cápsulas; soluções rápidas ou mirabolantes para ganhos financeiros inimagináveis; para aplicativos que aproximam pessoas num piscar de olhos, mas que causam frustração rápida quando as pessoas se conhecem em sua intimidade; ou que prometem saúde orgânica ou emocional da noite para o dia, por vezes com recomendações perigosas ou indicadas por pessoas não habilitadas; e tantas outras propostas que não possuem alicerces para que sejam consistentes e verdadeiras em suas intenções.

Esse tipo de proposta foge da Lei do Trabalho (como Kardec e os Espíritos orientam no capítulo

III da Terceira Parte – Leis Morais – de *O Livro dos Espíritos*). Escapam da lei do esforço e comprometimento para que as coisas sejam materializadas na vida das pessoas.

Tudo leva tempo para acontecer. Nenhuma casa começa a ser construída pelo teto como asseverou Jesus em seu Evangelho de amor:

> *E qualquer que não tomar a sua cruz e vier após mim não pode ser meu discípulo. Pois qual de vós, pretendendo construir uma torre, não se assenta primeiro para calcular a despesa e verificar se tem os meios para concluí-la?*

E completa: "Para não suceder que, tendo lançado os alicerces e não a podendo acabar, todos os que a virem zombem dele, dizendo: este homem começou a construir e não pôde acabar. Ou qual é o rei que, indo para combater outro rei, não se assenta primeiro para calcular se com dez mil homens poderá enfrentar o que vem contra ele com vinte mil."(Lucas 14: 27-31).

Tudo depende, portanto, do binômio tempo versus esforço. Todos os resultados consistentes originam-se de experiências de persistência, até para os mais corriqueiros acontecimentos do cotidiano.

O imediatismo tem adoecido pessoas. Os filtros das redes sociais deixam as pessoas mais belas por fora, contudo por dentro estão vazias e necessitadas de absorverem menos superficialidade. Diversos transtornos mentais como os de ansiedade e o burnout são desencadeados também por essa aceleração das propostas imediatas.

Adquirir a consciência de que toda colheita na vida requer esforço, trabalho, paciência e dedicação é um dos melhores recursos para afastar-nos de distúrbios emocionais que possam agravar-se a ponto de interferir negativamente em nosso dia a dia.

Tenhamos a convicção de que as realizações a que aspiramos não nos chegam do nada, dependem de nossos atos, conforme também nos diz Jesus em Mateus 16:27.

*A cada um segundo suas obras.*

# DEZENOVE

## VIDA E PROPÓSITO

A palavra propósito tem sido recorrente neste livro. E por que nela insistimos? Porque está na raiz dos grandes males e das grandes soluções para o ser humano nesse momento crucial de transição planetária.

Acontece que grande parte da humanidade ainda persiste em viver como andarilha. Ainda sem um roteiro definido para a sua existência e sentido de vida. Muitas pessoas estão em movimentos comportamentais circulares e deixam que o seu próprio inconsciente as conduza uma vez que não possuem autoconhecimento para seguir a própria trajetória.

A tendência nesses movimentos é repetir os erros, pois não têm conhecimento das próprias preferências nem do estilo de vida que gostariam de ter. Ainda adormecem nos aspectos fisiológicos da vida e das paixões inferiores. Sua criatividade tende a ser mínima assim como suas ações a favor do bem.

Desconhecem seus talentos, portanto não podem utilizá-los a favor de si próprio nem de outros. Não se reconhecem como parte da grande engrenagem divina; então não se movimentam em nenhum projeto de crescimento pessoal ou coletivo, exceto aqueles voltados para a materialidade.

Tais tendências comportamentais estão na raiz dos grandes vazios existenciais, do dissabor por uma vida que lhes parece não valer a pena ser vivida, culminando em processos terríveis de transtornos mentais.

É preciso avaliar os propósitos para que os caminhos sejam endireitados. Isso requer reflexões profundas e autoconhecimento sobre seus potenciais e capacidade de realizações.

É necessário que o ser se movimente da culpa para a responsabilidade para ser protagonista da própria existência. Despojar-se do passado é tornar-se um verdadeiro peregrino em busca de si próprio, munido de suas capacidades espirituais e esperançoso de um futuro melhor.

Esse movimento, no entanto, requer humildade. Ela torna o indivíduo forte para fazer as adequações necessárias e descobrir o que veio realizar no orbe.

Diante de tanta insensatez que o mundo apresenta buscam-se corações que saibam o que são e para onde querem ir. O trânsito espiritual seria muito simples se as pessoas buscassem conhecer quais caminhos precisam trilhar na estrada da vida.

Se a dúvida persistir em nossos corações, lembremo-nos de que Jesus asseverou que Ele é o Caminho, a Verdade e a Vida. Sigamos com Ele, sem hesitação.

É preciso avaliar os propósitos para que os caminhos sejam endireitados. Isso requer reflexões profundas e autoconhecimento sobre seus potenciais e capacidade de realizações.

- Hammed

# VINTE

## FUGAS EMOCIONAIS

O doce Rabi da Galileia revelou-nos que ao conhecermos a verdade seremos libertados (João 8: 32).

Referia-se Ele às verdades espirituais que nos foram trazidas em seu Evangelho e posteriormente corroboradas por Kardec nas Obras Básicas da Codificação e por tantos Espíritos Benfeitores. A verdade de cada um, no entanto, é muito singular. Cada um tem a sua, no sentido de que vive desafios que lhe são próprios.

Configura-se no seu modo de ser, pensar e agir a cada encarnação, com as luzes e sombras que conquistou para o seu espírito. Conseguir acessar essa verdade, lidar com ela adequadamente é também fator de saúde mental.

Essa verdade, a princípio, pode ser desconfortável e conhecê-la pode trazer algum dissabor. Enxergar o que ainda precisa ser aprimorado no âmago do ser pode ser intimidador. E aqui, mais uma vez, comparece a humildade. Sem esse primeiro degrau não é possível que a cura da alma seja realizada.

No inconsciente do ser ainda habitam os conflitos das encarnações fracassadas e o medo de errar mais uma vez tende a tomar conta dessa pessoa.

Com o objetivo de buscar a reparação de outras existências a criatura humana recebe a chamada de sua própria consciência. É uma chamada que vocifera no fundo da alma clamando que os caminhos sejam reajustados.

É nesse momento que o ser aceita conhecer essa verdade ou opta por escapes psicológicos que são as fugas emocionais para que adie o máximo possível a prestação de contas com a própria consciência.

Nesse sentido, adota como conduta afundar-se, por exemplo, no vício de jogos eletrônicos, nas drogas, nas compras compulsivas e tantas outras ilusões que o mundo apresenta. As paisagens mentais externas são as portas largas da existência.

É importante ressaltar que as condições de fugas emocionais podem ser gravíssimas como o surgimento de um processo de transtorno psicótico ou esquizofrênico. Dependerá do grau de desalinho de sua consciência.

Dentro dessa proposta, é importante que a pessoa possa passar por um psiquiatra idôneo para que suas compulsões sejam amenizadas e consiga ter mais tranquilidade para realizar suas atividades.

A psicoterapia irá descortinar, gradativamente, as causas das fugas emocionais. Ao compreendê-las e tratá-las o indivíduo entrará em uma rota segura de administração de suas emoções e poderá visualizar quais as questões psicológicas necessitam ser melhoradas.

Por fim, no que tange à espiritualidade, a aplicação de passes pode ofertar ao indivíduo a bioenergia necessária para acalmar seus centros nervosos.

No inconsciente do ser
ainda habitam os conflitos
das encarnações fracassadas
e o medo de errar mais uma
vez tende a tomar conta
dessa pessoa.

- Hammed

# VINTE E UM

## A ARTE DA CONVIVÊNCIA

A etimologia da palavra convivência significa "viver com." No contexto do psiquismo humano ser diferente ainda é motivo para segregação para que a verdadeira convivência em sua essência não ocorra.

Há pessoas que ao se depararem com alguém diferente de si em ideias e convicções afasta-se dele. Em alguns casos específicos grandes tragédias ocorrem em razão de alguém apresentar algum grau de diferença de percepções sobre o mundo em relação ao que o outro configura como senso comum, como verdade única.

O ser ainda não percebeu que o bom senso é buscar o entendimento, debater de maneira assertiva, consciente e respeitosa, as ideias ou atitudes contrárias. Respeitar o livre arbítrio, o grau evolutivo de cada um.

O indivíduo ainda não se deu conta que o maior aprendizado que pode ter é com pessoas diferentes. Essas pessoas ensinam às outras o contraponto das questões sociológicas do mundo. Cabe ao ser interagir com mais maturidade a fim de compreender que ainda está distante de qualquer verdade absoluta.

Verdades parciais não são verdades. O ser consciente atua com hipótese e busca não acreditar que tem conclusões sobre todos os problemas do mundo.

É fato que nos processos de convivência é muito mais simples atuar com pessoas com as quais possuímos afinidades. Contudo, isso não significa que as pessoas que não se enquadram nessa perspectiva não possam oferecer nada ao nosso convívio.

Jesus nos ensinou que é muito fácil conviver com aqueles que amamos. Mas, o grande objetivo é conviver em paz com as pessoas diferentes, os que não têm afinidade conosco e até nos odeiam:

> *Ouviste que foi dito: Amarás o teu próximo e odiarás o teu inimigo. Eu, porém vos digo: Amai a vossos inimigos, bendizei os que vos maldizem, fazei bem aos que vos odeiam e orai pelos que vos maltratam e vos perseguem, para que sejais filhos do Vosso Pai que está nos céus (Mateus 5:43-44).*

É necessário que o ser tenha a maturidade psicológica de saber caminhar como um aprendiz na vida. Sem ideias absolutas, mas com uma única certeza: a fraternidade é a pedra angular da humanidade.

As diferenças são inerentes ao projeto evolutivo de cada um de nós. Para elas contribuem inúmeros fatores nas diversas encarnações. Quem nos garante que não fomos ou não seremos exatamente como aquele que ora rejeitamos? Disse-nos o Mestre:

> *Não julgueis, pois com a medida que julgardes, sereis também julgados (Mateus 7:1-5).*

Ouçamo-Lo. Que possamos ser cordiais também com os diferentes, pois podem ser os nossos maiores professores.

O ser ainda não percebeu
que o bom senso é buscar
o entendimento, debater
de maneira assertiva,
consciente e respeitosa, as
ideias ou atitudes contrárias.
Respeitar o livre arbítrio, o
grau evolutivo de cada um.

- Hammed

# VINTE E DOIS

# DIANTE DE RELAÇÕES TÓXICAS

Algumas das soluções apresentadas aqui se assemelham aos que abordamos no primeiro volume, especialmente os que se referem aos relacionamentos interpessoais.[9]

No entanto, é necessário revê-los, ainda que de forma simplificada, pois, à semelhança do medicamento terreno que por vezes serve a várias patologias, também o remédio espiritual traz a cura de diversas mazelas. Uma das mais importantes dessas soluções é saber como lidar com relações tóxicas.

Não raro percebemos criaturas que passam tempos difíceis no campo dos relacionamentos afetivos. A impressão que se tem é que os compromissos afetivos não são valorizados, pouca importância se dá ao modo como as pessoas se tratam.

---

[9] Ver principalmente o capítulo vinte e cinco do primeiro volume de Transtornos Mentais e Remédios Espirituais.

Como resultado de tanto descuido com as relações interpessoais, há uma tendência para o aumento da solidão, das dificuldades íntimas profundas. Ao surgir a oportunidade de um relacionamento mais sério, algumas pessoas acabam por projetar no outro tudo aquilo que está dentro de si.

Esse processo tende a enveredar pelo campo da toxidade. Como o indivíduo desaprendeu os reais motivos de uma relação e esqueceu os valores necessários para que aconteça de maneira saudável os envolvimentos afetivos empalidecem, vão à falência.

Os casais disputam mais do que se compreendem; descartam-se no primeiro erro do companheiro; observam a parte não muito boa o que o outro pode oferecer.

É salutar, em qualquer tipo de relacionamento, buscar o que for bom no outro, aquilo que ele possa oferecer de melhor, sem criar falsas expectativas ou exigências. Uma relação necessita de amor, fidelidade, admiração e paz para construção de alicerces felizes.

Contudo, a criatura humana é imperfeita. Não significa que é preciso aceitar qualquer coisa do outro, nem oferecer em contrapartida, qualquer coisa.

Recomenda-se, contudo, o diálogo como ferramenta para que os parceiros possam expressar sentimentos, "ajustar as antenas" para que possam sintonizar-se, caminhar unidos pelas veredas da vida; cuidar da cumplicidade, da intimidade, atentar para que o outro não seja apenas a projeção de suas dificuldades emocionais.

Quantos transtornos surgem das relações mal-cuidadas, do desamor pelo outro e por si próprio, muitas vezes repercutindo em familiares próximos, filhos, principalmente. Cuidar de si é cuidar do relacionamento afetivo. Isso jamais deve ser esquecido por duas pessoas que decidiram viver uma vida juntos.

Ao surgir a oportunidade de um relacionamento mais sério, algumas pessoas acabam por projetar no outro tudo aquilo que está dentro de si.

- Hammed

# VINTE E TRÊS

# O PROCESSO PSIQUIÁTRICO

O atendimento psiquiátrico para pessoas com transtornos mentais serve ao que a Organização Mundial de Saúde denomina de parte biológica do ser. Este deve ser atendido de forma integral com todas as suas dimensões: biopsicossocial e espiritual.

O atendimento espiritual compõe a percepção integral do ser, mas, no atual grau de evolução terrena não substitui as outras dimensões. Logo, a criatura humana, em hipótese alguma, deve dispensar o tratamento biológico do corpo físico.

Em inúmeros transtornos mentais temos a presença de um cérebro composto por um desenvolvimento neurofisiológico diferente que impacta diretamente nas ações do sistema nervoso central.

Sob a orientação do médico psiquiatra é possível que seja necessário administrar algumas medicações que propiciem melhor funcionamento cerebral, o que culmina em melhorias emocionais do indivíduo. As sinapses neurais que não funcionam de forma adequada beneficiam-se com as medicações e retomam sua funcionalidade.

A administração de medicamentos associada à mudança no estilo de vida – exercícios físicos, alimentação adequada, sono bem ajustado – faz grande diferença no bem-estar das pessoas portadoras de transtornos mentais.

O grande objetivo dos amigos espirituais é criar um processo de aliança no processo de tratamento do paciente. Existe um grande respeito dos espíritos por médicos e cientistas em seus projetos de pesquisa.

Muitos desses profissionais, por vezes sem o saber, são intuídos por essas entidades do bem que apenas desejam proclamar amor e alívio à humanidade.

Espera-se que surjam novas pesquisas sobre a relação espírito-matéria como as que apresentaram as reais causas dos diversos tipos de distúrbios emocionais, especialmente as que resultam em benefícios de um atendimento integral aos portadores de transtornos mentais já catalogados pela medicina terrena e por ciências correlatas como a psicologia.

Dia a dia, passo a passo, medicina terrena e medicina espiritual vão se entrelaçando, de forma séria, científica, corroborada por fatos, não por achismos ou devaneios.

O grande objetivo dos amigos espirituais é criar um processo de aliança no processo de tratamento do paciente. Existe um grande respeito dos espíritos por médicos e cientistas em seus projetos de pesquisa.

- Hammed

# VINTE E QUATRO

# RELIGIÃO – PONTE PARA A ESPIRITUALIDADE

A diferença entre religião e religiosidade tem sido discutida há décadas. Há quem as defina como palavras sinônimas apenas. E no que tange aos transtornos mentais, alguém pode estar se perguntando nesse momento, que importância teria tal fato.

A verdade é que há mais de dois mil anos em seu ministério de luz, Jesus não criou religiões pautadas em regras, dogmas e protocolos. A verdadeira religião de Cristo tem como pedra angular a fraternidade em sua essência.

O amor genuíno é a base das convicções que abrigam as Suas perenes assertivas, entre elas a certeza de pertencimento a Deus, a fé em Suas Leis Divinas. Isso é religiosidade. Seus ensinamentos foram simbolizados por Ele como a água viva para os que têm sede do amor genuíno:

> *Se alguém tem sede, venha a mim e beba. E rios de água viva correrão do coração de quem crer em mim (João 7: 37-38).*

Mas, Ele advertiu também que não trazia a paz, mas a espada, simbolizando a luta que se estabelecia entre o bem e o mal (Mateus 10: 34-39).

No seu tempo encarnado entre os homens, segui-Lo trazia graves consequências porque seus ensinamentos e suas atitudes embora não ferissem a Lei mosaica, feriam as interpretações que fariseus e saduceus impunham ao povo, feriam o orgulho e vaidade daqueles que se viam preteridos em favor de um humilde carpinteiro e que urdiram[10] toda a trama que O levou ao Calvário dos dominadores romanos.

Nos tempos seguintes, quem O seguia se desfazia de seus bens, trabalhava ardorosamente a favor da generosidade. Os cristãos dos primeiros tempos professavam o amor de uns pelos outros como Ele havia amado a humanidade e por essa razão muitos acabavam mortos nos circos para deleite dos incrédulos.

---
10 Teceram, entrelaçaram.

Paulatinamente, seguir Jesus foi tomando outras formas, criando ritos, pautas restritas, vestes religiosas, horários, solenidades. No entanto, a essência de Seus ensinamentos foi deixada para segundo plano ou adaptada aos interesses mundanos e o mal continuou a se manifestar em todos os quadrantes da Terra de forma livre e ardilosa.

Basta mergulhar na História das religiões ocidentais para perceber que tal estado de coisas perdura até hoje, embora com outras cores. Religião tornou-se algo sem religiosidade, ressalvadas as exceções daqueles, sejam indivíduos ou grupos, que se esforçam no aprimoramento da própria expressão espiritual, independente de denominações.

Ter uma religião não traduz que o ser tenha religiosidade. São processos diferentes. Não há uma garantia de que o indivíduo vá crescer espiritualmente e sair de sua zona de conforto para servir a causa do amor.

Para ter religiosidade, não basta sentar-se nas primeiras fileiras de templos e pelos lábios professar uma crença específica. Ter religiosidade é retirar o espírito da letra, é colocar em sua própria vida as ações concretas do credo religioso que professa. É respirar uma crença e esposá-la com amor e gratidão pela oportunidade de servir.

Noutras palavras, assumir o propósito de uma crença religiosa é extrair das páginas materiais os ensinamentos que as leituras trazem e procurar grafá-los em seu íntimo e vivenciá-los no dia a dia, nas situações comuns da vida, não apenas em momentos especiais.

Tal percepção não torna a criatura humana perfeita, porém já acende em sua alma o direcionamento correto de sua conduta perante o que precisa ser realizado. Na proposta de evolução espiritual não é necessário ter pressa, mas não perder tempo com o que não contribui a favor do bem espargido por toda a humanidade.

Recordar-se de Jesus e dos detalhes de seus gestos traz-nos de volta ao tempo em que esteve entre nós. Acende a candeia viva da religiosidade que existe em nosso íntimo para que brilhe diante de nós e dos outros como o Mestre nos ensina:

> *Assim brilhe também a vossa luz diante dos homens, para que vejam as vossas boas obras e glorifiquem a Vosso Pai que está nos céus (Mateus 5:16).*

# VINTE E CINCO

## EVANGELHO E SAÚDE MENTAL

O Evangelho de Jesus é o maior tratado de saúde mental que se tem notícia. O Mestre na condição de Verbo Divino trouxe-nos ensinamentos valiosos que ficaram armazenados no psiquismo da humanidade.

Quando esteve entre nós, deu-nos exemplo de acolhimento. Olhava as pessoas dentro de seus olhos e as chamava pelo nome. Valorizava as relações interpessoais, prezava o respeito e o amor ao próximo.

Jantou com Zaqueu. Livrou uma mulher de apedrejamento. Tornou um publicano seu discípulo. Fez de um pescador um dos homens mais importantes do Evangelho.

O seu tratamento era dar atenção a quem estava abandonado ou passando por grandes dificuldades. Isso fortalecia os laços de amor entre a pessoa que era assistida e Jesus. O amor é o grande programa de saúde mental para a humanidade.

Todos os movimentos de Jesus – perdão, gratidão, amor, cuidado, meditação, dentre tantos outros, já são considerados pelos grandes institutos de ciência como ferramenta de autocura.

Ao perdoar, recolhemos nossos ressentimentos que estavam incrustados no coração de outra pessoa trazendo paz à alma e uma vida mais saudável.

Não deixamos na mão de quem nos machuca o poder sobre nossos sentimentos. Esse era o diferencial dos movimentos emocionais de Jesus: que tivéssemos a clara compreensão de que nós somos responsáveis pelas nossas escolhas e herdeiros de nossos atos.

Jesus meditava todos os dias, exemplificando para nós que sempre precisamos nos abastecer antes de nos doarmos. Que o cuidado consigo também é um processo que auxilia a saúde mental.

Ensinou-nos que o poder de se amar também é tão importante quanto amar o outro, pois sabia que a maneira como lidamos com a nossa intimidade é igual à que dispensamos às pessoas ao nosso redor.

Jesus amou. Ele movimentou a porção mais divina que todos deveriam aprender a movimentar: a capacidade de amar. Quem ama propicia a melhora da saúde mental porque abriga em si a certeza do autoconhecimento que possui e sabe que o sentimento pacífico do amor é curativo.

Jesus também se calou. Quando sabia que suas palavras não seriam compreendidas por aqueles que o perseguiam não disse mais nada. Preferiu a introspecção do silêncio para deixar falar a voz do coração.

Deixou-nos uma dica valiosa: por vezes, recuar na vida pode ser uma estratégia inteligente. Ensinou-nos a ter bom ânimo. Não disse que a vida no planeta não seria hostil. Pelo contrário, disse que seria difícil e que a porta seria estreita.

No entanto, trouxe-nos um tratado perfeito de amor a si e ao próximo. Segui-Lo levará nossa alma para sair do cativeiro das dificuldades emocionais para o patamar do equilíbrio e assim alcançar os píncaros da Espiritualidade.

# PARTE 3
# RELATOS DE CASOS REAIS

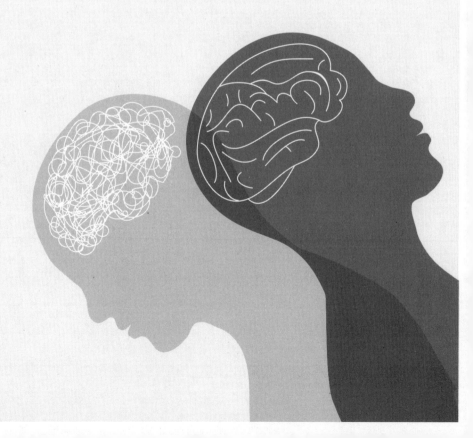

# VINTE E SEIS

# TRANSTORNO FÓBICO[11]

A paciente Cristina foi diagnosticada com transtorno fóbico e de pânico. Há dois anos, ela sofreu um assalto e teve o seu carro roubado. Após esse incidente, Cristina nunca mais foi a mesma pessoa. Passou a ter medo de que algo de ruim ocorresse com ela, com outro familiar ou amigos.

Ela é médica e precisa de grande esforço para lidar com pacientes oncológicos. Muitas pessoas dependem do seu desempenho e competência no hospital em que é trabalhadora. Contudo, nunca mais se sentiu confortável ao dirigir seu carro.

Descobriu que ao estar próximo de sua rua ou adjacências sofria demasiadamente pelo medo irracional de algo acontecer. Não se sentia segura nem dentro de sua residência.

---

11 Nota da Editora: todos os casos são reais, mas os nomes dos pacientes são fictícios para preservar suas identidades.

Seu medo tornou-se patológico. Não dirigia mais à noite e chorava todos os dias ao sair de casa. Aos poucos, Cristina foi sendo incapacitada para a vida.

Segundo o Espírito Hammed, a paciente desenvolveu a fobia de perder pessoas uma vez que em outra vida tal ocorreu em um campo de batalha. Ele não deu explicações detalhadas de quem ela era, pois isso não seria produtivo para resolver o problema em questão.

Ao recebê-la pude explicar o quadro em que ela se encontrava para proporcionar autoconhecimento do que estava acontecendo. Sem compreender o diagnóstico, e aceitá-lo, a tarefa de sair de qualquer caso clínico é muito difícil.

Uma vez que houve a aceitação de suas condições patológicas, indiquei um tratamento psiquiátrico com um profissional confiável. Esse tratamento foi um grande diferencial na vida da paciente.

Precisou apenas de uma medicação alopática e de um coquetel de suplementos. Além disso, alterou o seu estilo de vida ao incluir exercícios físicos.

Posteriormente, convidei Cristina a conhecer a Fraternidade Espírita João Batista, em Campo Grande, no Rio de Janeiro e ela aceitou. Sugeri que passasse pelo processo de desobsessão, o qual foi realizado com êxito. Manifestaram-se alguns espíritos que estavam potencializando o seu medo, tornando-o patológico.

Após a primeira sessão de desobsessão, já pude perceber que os seus medos desvaneciam-se. Ela participou de três sessões a pedido dos espíritos. Ao final desse ciclo sentia-se bastante confiante em sua melhora.

Foi convidada a participar do processo de escrita terapêutica para lidar com o seu medo irracional e ele pudesse ser diluído aos poucos.

Cristina escrevia seus medos, falava deles e os sentia por alguns minutos. Em seguida escrevia como gostaria de se sentir, verbalizava esses novos sentimentos e meditava sobre eles durante 15 minutos, projetando como seria esse novo padrão comportamental.

Os resultados foram excelentes. Ao experimentar o medo de forma gradual pôde elaborar uma nova proposta para sua percepção desse sentimento.

Recomendei que meditasse todas as noites antes de dormir. Preparar-se para dormir é aprender a administrar o medo. Com o exercício da meditação ao longo dos meses sentiu-se cada vez melhor e aliviada.

Cristina passou pelas etapas do tratamento biopsicossocial e espiritual e voltou a ter uma vida funcional. Em seis meses conseguiu evoluir em seu quadro clínico e já não sente mais os medos de antes.

Foi necessária muita dedicação para que pudesse restabelecer sua saúde mental. E a dinâmica espiritual auxiliou-a para que os objetivos pudessem ser alcançados.

## VINTE E SETE

## TRANSTORNO OPOSITOR DESAFIADOR

Miguel aos oito anos foi diagnosticado com Transtorno Opositor Desafiador por um neuropsicólogo. Seus comportamentos eram agressivos com as pessoas que o contrariavam. Quando recebia ordens, seja na família ou na escola logo esbravejava e não as cumpria.

Filho de mãe solo, não tinha a presença paterna. Competia à sua mãe organizar e fazer cumprir toda a rotina de Miguel e ela, com grande angústia diante do quadro do filho não sabia mais o que fazer quando me procurou.

Na primeira sessão que realizamos, pude perceber que Miguel não foi agressivo comigo, porém mentia em todas as sessões, logo o trabalho terapêutico não teria sucesso. Ao perceber esse movimento solicitei à mãe que participasse das sessões.

Logo notei que o comportamento de Miguel oscilava bastante e realmente havia grande falta de respeito com a mãe e todas as pessoas ao seu redor. Era impressionante a sua forma de se colocar e mostrar domínio das situações para uma criança de oito anos.

Miguel foi à Fraternidade Espírita João Batista. Orientados pelo Dr. Bartholomeu Tachinni, médico espiritual, o encaminhamos para a sala de desobsessão.

Durante o procedimento pude observar a presença de muitos espíritos vingativos do passado e por diversos médiuns diferentes. Uma fala de um espírito foi bastante marcante: "no passado você mandava e agora nós vamos complicar a sua vida".

Essa expressão remeteu-me à explicação do Espírito Hammed sobre pessoas que noutras vidas exerciam cargos de ordem superior e trazem resquícios para a atual encarnação. Não estão acostumados a serem submetidos a regras e ordens.

Foram quatro atendimentos na sala de desobsessão e Miguel sentia-se mais aliviado e menos reativo às regras e cobranças sociais que toda criança costuma receber. Pude notar que seu pensamento apresentava mais clareza ao conversarmos.

Marquei uma sessão terapêutica ao lado da mãe e combinei com Miguel uma relação de atividades que ele precisava obedecer. Caso não concordasse com alguma delas que falasse apenas nas sessões os motivos pelo quais discordava.

A única condição que lhe pedi foi que não faltasse com respeito à sua mãe, aos colegas de turma, à escola em geral. Orientei a mãe para que estabelecesse limites, pois ela sentia-se altamente culpada por Miguel não ter a presença de um pai.

Solicitei que Miguel fosse colocado em alguma atividade esportiva com o objetivo de aprender a trabalhar em equipe e a seguir regras e normas. Ele começou a praticar futebol e a se destacar entre os outros meninos de sua idade.

Miguel apresentou um avanço do quadro clínico. Passou a respeitar as pessoas e regras e quando discordava de algo, fazia-o sem agressividade. Respeitou nosso trato.

Naquele momento percebi que deveria atender a mãe para desconstruir o complexo de culpa por ser mãe solo e aprender a colocar limites para Miguel, uma vez que eu não estaria com ela para sempre.

Ao longo de seis meses houve também uma melhora significativa da mãe de Miguel e o comportamento dele mudou. Ele brincava e fazia seus truques, porém já respeitava bastante ordem e procedimentos da vida.

A desobsessão, a terapia e o esporte foram fatores preponderantes para que mudasse de postura. Além disso, a mudança comportamental da mãe reforçou os novos comportamentos de Miguel.

Acredito que sua capacidade de liderança não pode ser ignorada, mas o respeito foi a pedra angular de suas mudanças comportamentais.

## VINTE E OITO

## PSICOSE

Maria sempre teve uma vida bastante difícil. Quando completou 47 anos descobriu que seu marido foi à falência. Ela e a família passaram por grandes dificuldades financeiras e até de insegurança alimentar.

Aceitar a realidade causou um profundo estresse em Maria que já possuía grandes dificuldades emocionais como alta irritabilidade e depressão.

A negação do atual estágio de sua vida fez com que ela criasse uma realidade paralela e associado à presença de obsessores fez um surto psicótico gravíssimo que quase a levou ao suicídio.

Maria nos foi apresentada para que pudéssemos auxiliar em um processo terapêutico. O primeiro passo foi levá-la ao procedimento de desobsessão.

Pude observar espíritos desencarnados que estavam atuando em sua mente e amplificando seus processos de desalinho mental. Em cinco sessões dificílimas tivemos a oportunidade de encaminhar os espíritos para um hospital no mundo espiritual. Esse primeiro passo trouxe alguma lucidez a Maria.

O segundo movimento foi indicá-la para um psiquiatra para que pudesse administrar medicações antipsicóticas com o intuito de trazê-la novamente à realidade. Durante dois meses de processos terapêuticos esperamos a medicação fazer o efeito necessário para que ela pudesse se restabelecer.

Até hoje, Maria toma medicações sob orientação médica e trabalha a regulação do estresse para que não tenha recaídas do surto psicótico.

Sua vida tomou novos rumos. Com muito carinho, abrimos perspectivas para que ela pudesse junto do marido encontrar soluções que os tirassem da situação financeira instável. Eles encontraram novas oportunidades que propiciaram à família momentos mais felizes na vida.

# VINTE E NOVE

## TRANSTORNO OBSESSIVO COMPULSIVO (TOC)

Ocorreu-nos um caso inusitado. Em nossa residência, na cidade de Juiz de Fora, tivemos a oportunidade de receber um intercambista que veio do Japão com o nome de Yosuke.

A princípio não tivemos grandes problemas. Era um rapaz educado, harmônico e muito disciplinado. Sempre em busca de aprendizado, inteligente e muito focado na missão de tornar-se fluente em português e aprender as disciplinas da Universidade Federal de Juiz de Fora.

Após cinco meses de estada do amigo japonês, comecei a perceber algumas alterações comportamentais: passou a tomar banho por mais tempo; lavava as mãos com frequência; começou a andar com lenços (antes não fazia isso); e não pegava mais em cédulas de dinheiro.

Um mês após essas mudanças o caso foi agravando. Em determinado dia, ele entrou no banho às 08hs da manhã e não dava sinal de sair até que o relógio sinalizou 18hs.

Preocupei-me e tentei dialogar para saber o que estava acontecendo. Ele não respondeu. Acreditei que poderia ter cometido um ato contra a própria vida. Decidi arrombar a porta e encontrei a seguinte cena: ele construiu um varal no banheiro e estava lavando todas as cédulas de dinheiro que tinha. Suas mãos estavam em carne viva.

Após a cena, que não me desestruturou, pois já era um profissional de psicologia, pude conversar abertamente com ele.

Yosuke declarou que havia parado de tomar as medicações que tinha trazido do Japão e estava em surto de mania e limpeza.

Ao ouvi-lo atentamente busquei convencê-lo a retomar a medicação. De uma forma acolhedora busquei introduzir a importância do medicamento naquele momento da vida dele e me coloquei à disposição para ajudar.

Ele aceitou tomar os remédios. Eu não conhecia aquele tipo de medicação que lhe fora indicado por médico em seu país, mas percebi que em duas semanas ele estava mais aliviado. Ainda demorava bastante no banho, lavava as mãos continuamente e apresentava algumas manias, porém seu quadro havia melhorado substancialmente.

Descobri um grupo de teatro na cidade de Juiz de Fora e convenci-o a fazer parte. O teatro auxilia diretamente o ser a expressar suas emoções seja de forma consciente ou inconsciente. Eu também fiz o teatro com ele. E os resultados foram felizes. Estava mais alegre, confiante e conseguia expressar com mais consistência as suas emoções.

Após a experiência do teatro conseguimos, gratuitamente, um atendimento terapêutico para o amigo japonês. Cumpriu a risca as sessões e gradativamente melhorou seus aspectos comportamentais.

Em seus últimos momentos no Brasil, tivemos a oportunidade de levá-lo a um Centro Espírita em Juiz de Fora que realiza trabalhos de desobsessão e cirurgias espirituais. Após passar por essas etapas seu quadro melhorou exponencialmente.

Retornou ao Japão com o Transtorno Obsessivo Compulsivo. Mas estava medicado e se conhecendo cada vez mais. Sabemos que a cura total desse tipo de transtorno está muito distante de nossas condições. Contudo, é possível administrá-lo quando existe boa vontade seguindo o roteiro biopsicossocial e espiritual.

# TRINTA

## BURNOUT

Joana procurou-me em um estado avançado da síndrome de burnout. Não conseguia mais coordenar mente e corpo e ficava, literalmente, paralisada diante das rotinas que necessitava empreender.

Trabalhava em uma multinacional doze horas por dia e dormia apenas quatro horas. Além disso, à noite cuidava sozinha de dois filhos, pois havia terminado o casamento.

Nos finais de semana, não tinha muito descanso, envolvida com as tarefas do seu trabalho que extrapolavam o período rotineiro e cuidava dos filhos, uma vez que o pai ficava com eles apenas nos dias que podia. Ela também cursava mestrado em sua área de atuação e precisava dar conta de todas as suas rotinas em suas diversas frentes da vida.

Seu ambiente de trabalho era tóxico. Altamente competitivo e com bom retorno salarial, porém não havia paz. Os executivos viviam em guerra para ver quem tinha mais poder e status dentro da organização.

Era um local inseguro, pois o objetivo não era alcançar as metas empresariais, e sim, ser o primeiro da lista de executivos. Ainda que perdesse os finais de semana ela também tinha essa obsessão pelos primeiros lugares. Gostaria de ser reconhecida socialmente pelas pessoas com quem convivia.

Joana vivia no modo sobrevivência com altos níveis de cortisol irradiados pelas suas células e não praticava nenhum tipo de atividade física, além de sua alimentação ser bastante precária.

Certo dia teve um grande apagão e não conseguia mais se movimentar. Foi levada ao hospital para tomar um calmante e ser medicada.

Algo precisava ser feito. Seu organismo não suportava mais o estilo de vida que ela levava. Não era questão de saber se Joana era competente ou não, mas não havia possibilidade de abarcar tantas frentes simultâneas.

Joana veio indicada por um amigo psiquiatra que a tratava com medicações necessárias para reverter o quadro clínico de suas condições psíquicas.

Quando a conheci, no período de afastamento do seu trabalho, pude inteirar-me dos detalhes de sua vida e o quanto ela havia batalhado para ter a vida que levava. Durante as sessões fomos buscando observar se eram aqueles os propósitos de vida dela. E encontrar caminhos para ter uma existência mais leve, menos sobrecarregada.

O tratamento espiritual no caso não foi ostensivo. A Espiritualidade age até quando a pessoa não está no Centro Espírita, desde que haja sincera disposição de melhorar-se.

Ela foi assistida durante todo o processo e a energia negativa causada pelo burnout foi dissipada. Isso auxiliou no restabelecimento do esgotamento emocional e físico.

A primeira decisão foi sair da multinacional. Receberia menos em outra empresa, mas teria mais equilíbrio e uma produtividade sustentável. Não trabalhava mais do que oito horas por dia e passou a ter noites mais prolongadas de sete horas de sono.

Alterou seu estilo de vida. Iniciou exercícios físicos e passou a adotar cardápio alimentar mais saudável, o que trouxe mais vitalidade para o seu cotidiano.

Conseguiu negociar com o ex-marido para que tivesse uma pessoa que auxiliasse no cuidado com os filhos para que ela pudesse ter mais tempo para si nos finais de semana. Passou até a fazer viagens e aproveitar o final de semana para descansar.

Joana ainda tinha problemas, mas conseguia administrá-los. Superou a síndrome de burnout e hoje tem excelente produtividade. Na vida pessoal, encontrou um novo companheiro.

Para que tudo isso acontecesse ela precisou dizer não ao mundo das metas desenfreadas e dos primeiros lugares de executivos da antiga empresa. Compreendeu que ter status mesmo é ter saúde mental, poder ter mais tempo com seus filhos e dormir em paz todos os dias.

# Palavras finais

Muito ainda precisa ser estudado, colocado em prática em torno da saúde mental, patrimônio inestimável da humanidade. A proposta dos espíritos médicos e dos espíritos auxiliares no campo da saúde ainda não alcança grande parte de seus colegas encarnados.

Estes titubeiam, engolfados por conveniências, por dogmatismo científico, por ocorrências infelizes no campo do misticismo trazido por charlatães em todos os tempos da civilização humana; e até por convivência diária com mazelas julgadas irremediáveis, e por isso tratadas de forma paliativa em seus locais de trabalho.

Felizmente, na direção contrária caminham muitos que já se despiram de suas inseguranças ou da crença cega em verdades absolutas e inquestionáveis acerca da dimensão espiritual do homem.

Estes já percebem a necessidade de considerá-la aspecto a ser observado na formulação de soluções para os problemas emocionais e mentais que assolam o planeta.

Pacientes e suas famílias pouco a pouco vão se conscientizando da realidade da reencarnação, das Leis Divinas, da influência do Mundo Espiritual sobre o Material, do livre arbítrio de cada um em relação à própria trajetória evolutiva.

Em suas mentes, Deus não é mais o algoz a punir com penas cruéis os que erram, mas o Pai Amoroso, disposto a perdoar, a consolar, a mostrar os meios de superar os percalços da vida.

Quando a dor parece não ter fim, quando os recursos materiais se afiguram meros paliativos, a alma se volta para Deus. Então, nesse momento, a Espiritualidade Maior encontra campo propício para socorrê-la.

E o faz, não somente com o concurso dos que mourejam no Plano Espiritual, mas com aqueles que estagiam no Plano Material seja como pessoas do círculo familiar e social, seja como profissionais da saúde, seja como voluntários das diversas denominações religiosas da Terra – não somente a Casa

Espírita – a acolher e assistir os que ali comparecem em busca de alívio para seus corações.

Diante da diversidade de transtornos mentais, talvez o leitor não tenha encontrado neste livro aquele que o atormenta pessoalmente ou que desestrutura sua família ou atinge algum amigo; ou, ainda, no caso do leitor ser profissional de saúde, aquele sobre o qual gostaria de ter mais conhecimentos.

É possível que venhamos a abordá-los em novas obras, mas entendemos que os conceitos gerais e os remédios espirituais exarados nos dois volumes são suficientes também para lidar com ocorrências similares.

Se pudéssemos resumi-los numa só palavra, diríamos: acolhimento. Acolhimento de nossas próprias dores para compreendê-las e com elas lidarmos pacificamente. Acolhimento aos irmãos que sofrem de transtornos, que se apresentam muitas vezes agressivos, descontrolados, depressivos, capazes de atitudes drásticas.

Que o façamos sem utopias, sem descuidos, mas com atitudes de genuíno amor nos lares, nas unidades de saúde, nas instituições de assistência médica ou religiosa. Acolhimento é amor.

No tempo de Jesus na Terra, portadores de transtornos eram chamados de loucos, endemoniados, eram amarrados, apartados de todos como se fossem monstros, submetidos a tratamentos desumanos ou deixados à própria sorte. E até pouco tempo, guardadas as devidas proporções, fatos como esse se repetiam na humanidade.

Ele curou pessoas transtornadas, fora de si, influenciadas por maus espíritos, mas jamais as julgou ou repreendeu. Ele apenas recomendava-lhes a não mais repetir os erros morais que as levaram àquelas situações e recomendava aos demais que os cuidassem.

Exemplificava assim o seu maior mandamento, aquele que até hoje é ouvido, repetido, mas ainda não completamente exercido:

> *Um novo mandamento vos dou: que vos ameis uns aos outros como eu vos amei.*
> *(João 13:34).*

Atendamos ao seu convite.

# Referências da psicogênese psiquiátrica

American Psychiatric Association. (2013). Diagnostic and statistical manual of mental disorders (5th ed.). Arlington, VA: American Psychiatric Publishing.

Blair, R. J. R., Mitchell, D. G. V., & Blair, K. S. (2005). "The Psychopath: Emotion and the Brain." Blackwell Publishing.

Centers for Disease Control and Prevention (CDC): "Depression Among Women" https://www.cdc.gov/reproductivehealth/depression/index.htm

Cleckley, H. (1988). "The Mask of Sanity." 5th edition, Emily S. Cleckley.

Cox, J. L., Holden, J. M., & Zagorsky, R.:"Detection of Postnatal Depression. Development of the

10-item Edinburgh Postnatal Depression Scale." British Journal of Psychiatry, 1987.

Disruptive Mood Dysregulation Disorder (DMDD) por Ellen Leibenluft.

Green, M. F. (ed.). (2007). Neurocognition in schizophrenia. Oxford University Press.

Handbook of Personality Disorders: Theory, Research, and Treatment editado por W. John Livesley.

Hare, R. D. (1999). "Without Conscience: The Disturbing World of the Psychopaths Among Us." The Guilford Press.

Harvard Medical School: Understanding Phobias.

https://www.health.harvard.edu/anxiety/understanding-phobias.

Kaplan, H. I., Sadock, B. J., & Sadock, V. A. (2017). Kaplan & Sadock's Comprehensive Textbook of Psychiatry (10th ed.).Wolters Kluwer.

Kapur, S. (ed.). (2003). Psychosis as a state of aberrant salience: A framework linking biology, phenomenology, and pharmacology in schizophrenia. Schizophrenia Bulletin, 29(2), 329-349.

Leiter, M. P., & Maslach, C. (2005). Banishing: Six strategies for improving your relationship with work. Jossey-Bass.

Lynam, D. R., & Widiger, T. A. (2007). "Using a general model of personality to identify the basic elements of psychopathy." Journal of Personality Disorders, 21(2), 160-178.

Manual Diagnóstico e Estatístico de Transtornos Mentais, Quinta Edição (DSM-5).

Maslach, C., Schaufeli, W. B., & Leiter, M. P. (2001). Job burnout. Annual review of psychology, 52(1), 397-422.

Mayo Clinic: "Phobias: Symptoms and Causes" https://www.mayoclinic.org/diseasesconditions/phobias/symptoms-causes/syc-20355156.

Mayo Clinic: Postpartum]Depression https://www.mayoclinic.org/diseasesconditions/postpartum-depression/symptoms-causes/syc-20376617

National Institute for Health and Care Excellence (NICE): "Social Anxiety Disorder: Recognition, Assessment and Treatment"

https://www.nice.org.uk/guidance/cg159

National Institute of Mental Health (NIMH): "Anxiety Disorders" https://www.nimh.nih.gov/health/topics/anxiety-disorders/index.shtml.

National Institute of Mental Health (NIMH): "Postpartum Depression Facts"

https://www.nimh.nih.gov/health/publications/postpartum-depression-facts

Obsessive-Compulsive Disorder: Phenomenology, Pathophysiology, and Treatment por Dan J. Stein, Eric Hollander e Barbara O. Rothbaum.

Patrick, C. J. (Ed.). (2006). "Handbook of Psychopathy." Guilford Press.

The Stranger in the Mirror: Dissociation - The Hidden Epidemic por Marlene Steinberg e Maxine Schnall.

Tompson, M. C., Loeber, R., & Dishion, T. J. (2012). Sequelae of childhood oppositional defiant disorder: Predictors of adult conduct disorders. Journal of abnormal child psychology, 40(2), 323-334.

Transtornos da Personalidade: Uma Perspectiva Dimensional por Thomas A. Widiger e Stephanie N. Mullins-Sweatt.

Troubled Transitions: Managing the Ongoing Impact of Your Child's Learning Disability, ADHD, or Asperger's Disorder" por Kenneth B. Roberson.

World Health Organization (WHO). (2019). Burn-out an "occupational phenomenon": International Classification of Diseases.

World Health Organization (WHO): "Maternal mental health and child health and development in low and middle income countries"

(https://www.who.int/mental_health/prevention/suicide/mmh_jan08_meeting_report .pdf

# Para saber mais

**Allan Kardec.** Obras Básicas. Guillon Ribeiro (tradutor). FEB. 5 vol.: *O Livro dos Espíritos*; *O Evangelho Segundo o Espiritismo*; *O Céu e o Inferno*; *A Gênese*; *Obras Póstumas*.

**Allan Kardec.** *Revista Espírita*. Evandro Noleto (tradutor). FEB.12 vol.: 1858-1869.

**André Luiz.** *Nos Domínios da Mediunidade*. Psicografia de Francisco Xavier. FEB. Col. A Vida no Mundo Espiritual.

**Freud.** Biografia por Silvia Brandão Skowronsky. Sociedade Brasileira de Psicanálise. Disponível em https://febrapsi.org/publicacoes/biografias/sigmund-freud/

**Gabriel Delanne.** Biografia disponível em:
https://www.febnet.org.br/wp-content/uploads/2012/06/Gabriel-Delanne.pdf e
https://www.uemmg.org.br/biografias/gabriel-delanne

**Hammed** (Espírito). *Transtornos Mentais e Remédios Espirituais*. Psicografia de Rafael Papa. Intelítera.

**Haroldo Dutra Dias** (Trad). *O Novo Testamento*. FEB. *Despertar: o segredo da reforma íntima*. Intelítera.

**Hermes Trismegisto**. *O Caibalion: estudo da filosofia hermética do Antigo Egito e da Grécia*. Editora Pensamento.

**Joanna de Ângelis**. *Série psicológica*. Psicografia de Divaldo Franco. LEAL. 16 vol.: *Jesus e Atualidade; O Homem Integral; Plenitude; Momentos de Saúde e de Consciência; O Ser Consciente; Autodescobrimento: uma busca interior; Desperte e Seja Feliz; Vida, Desafios e Soluções; Amor, Imbatível Amor; O Despertar do Espírito; Jesus e o Evangelho à Luz da Psicologia Profunda; Triunfo Pessoal; Conflitos Existenciais; Encontro com a Paz e a Saúde; Em Busca da Verdade; Psicologia da Gratidão*.

**Sêneca**. Biografia por Dilva Frazão. Disponível em https://www.ebiografia.com/seneca/

**The Lancet Psychiatry**. Pesquisas e artigos sobre saúde mental. Disponível em https://www.thelancet.com/journals/lanpsy/home (também em português)

# TRANSTORNOS MENTAIS
# E REMÉDIOS ESPIRITUAIS - VOL. 2

Editores: *Luiz Saegusa e Claudia Zaneti Saegusa*
Direção Editorial: *Claudia Zaneti Saegusa*
Capa: *Casa de Ideias*
Projeto Gráfico e Diagramação: *Casa de Ideias*
Preparação de Originais e Revisão: *Fátima Salvo*
Colaboração (Psicogênese Psiquiátrica): *Dr. Roberto Fernandes Nicola*
Finalização: *Mauro Bufano*
1ª Edição: *2024*
Impressão: *Lis Gráfica e Editora*
Copyright© Intelítera Editora

Dados Internacionais de Catalogação na Publicação (CIP)
(Câmara Brasileira do Livro, SP, Brasil)

Hammed
    Transtornos mentais e remédios espirituais : volume 2 / [ditado] pelo Espírito Hammed ; [psicografado por] Rafael Papa. -- São Paulo : Intelítera Editora, 2024.

ISBN: 978-65-5679-060-2

    1. Doutrina espírita  2. Espiritismo  3. Mediunidade - Doutrina espírita  4. Obsessão (Espiritismo)  5. Psicografia  I. Papa, Rafael.  II. Título.

24-217573                                     CDD-133.93

Índices para catálogo sistemático:

1. Psicografia : Espiritismo                   133.93

Eliane de Freitas Leite - Bibliotecária - CRB-8/8415

Intelítera Editora
Rua Lucrécia Maciel, 39 - Vila Guarani
CEP 04314-130 - São Paulo - SP
(11) 2369-5377 -  (11) 93235-5505
intelitera.com.br - facebook.com/intelitera

Para receber informações sobre nossos lançamentos, títulos e autores, bem como enviar seus comentários, utilize nossas mídias:

- 🌐 intelitera.com.br
- @ atendimento@intelitera.com.br
- ▶ youtube.com/inteliteraeditora
- 📷 instagram.com/intelitera
- f facebook.com/intelitera

- 📷 instagram.com/rafaelgvpapa

Esta edição foi impressa pela Lis Gráfica e Editora no formato 160 x 230mm. Os papéis utilizados foram o Hylte Pocket Creamy 60g/m² para o miolo e o papel o papel Cartão Ningbo Fold 250g/m² para a capa. O texto principal foi composto com a fonte Expo Serif Pro 13/18 e os títulos com a fonte Kiln Sans 22/34.